U0786308

中 医 临 证 经 典 奇

经方实验录

——学伤寒必读医案百例

曹颖甫　著　姜佐景　编按

张仁庆　点校

中国医药科技出版社

内 容 提 要

曹颖甫先生宗仲景之法，以善用经方闻名于当时。本书很有代表性的反映了他的学术思想和临床经验，注重实用，用方常出新意。是理论联系临证不可多得的一部好书。

图书在版编目（CIP）数据

经方实验录：学伤寒必读医案百例/曹颖甫著；姜佐景编按．—北京：中国医药科技出版社，2011．1

（中医临证经典奇书）

ISBN 978－7－5067－4818－6

Ⅰ．①经…　Ⅱ．①曹…　②姜…　Ⅲ．①医案－汇编－中国－民国　Ⅳ．①R249．6

中国版本图书馆 CIP 数据核字（2010）第 211033 号

美术编辑　陈君杞

版式设计　郭小平

出版　中国医药科技出版社

地址　北京市海淀区文慧园北路甲 22 号

邮编　100082

电话　发行：010－62227427　邮购：010－62236938

网址　www．cmstp．com

规格　710×1020mm 1/16

印张　14 1/4

字数　153 千字

版次　2011 年 1 月第 1 版

印次　2011 年 1 月第 1 次印刷

印刷　三河市华新科达彩色印务有限公司

经销　全国各地新华书店

书号　ISBN 978－7－5067－4818－6

定价　29．80 元

本社图书如存在印装质量问题请与本社联系调换

曹颖甫·序

予自髫年即喜读张隐庵《伤寒论注》，先君子见而慰之，以为读书之暇倘得略通医理，是以济世之一术也。

年十六，会先君子病洞泄寒中，医者用芩连十余剂，病益不支，汗凝若膏，肤冷若石，魂恍恍而欲飞，体摇摇而若坠，一夕数惊，去死者盖无几矣。最后，赵云泉先生来，投以大剂附子理中加吴萸、丁香之属。甫进一剂，汗敛体温，泄止神定。累进之，病乃告痊。云泉之言曰："今年太岁在辰，为湿土司天，又当长夏之令，累日阴雨，天人交困，证多寒湿。时医不读《伤寒·太阴篇》，何足与论活人方治哉?"予自闻此语，然后知仲景方治果足脱人于险也。

厥后，予治举子业，辍而弗理。光绪中，赴试金陵，途中卧病。偕行者略知医方，日以藿香、佩兰进之，汗出而热不除。抵金陵，病益殆。适先表伯陈葆厚先生来同寓，诊予脉，曰："病当速愈，但累经发汗，津液已耗。"因向药肆中购荷叶露三大瓶及哀家梨十余枚，曰："渴即饮之，饥即啖之。"予从其言，半日而尽。抵暮，携药及煎粥之器及米炭来。予睡方醒，闻药香，葆伯令侍者进一瓯，自觉满身沾渍，中夜衣被俱湿。葆伯为予易衣被，问其方，则曰："桂枝白虎汤也。"予至是全体舒畅，呼粥尽二碗，安眠达旦，非复病夫之故态矣。予至是益信经方。

然以家君子期望予掇取科名，未暇尽瘁研究。自甲辰礼闱后，诏罢科举，家君子亦于是年弃养。然后浏览《伤寒》、《金匮》全文，予年已三十有八矣。嗣是以来，慨然兴救世之志，然其端实起于家庭：

用大剂附子理中，则自先母邢太安人病洞泄始；用皂荚丸，则自母氏病但坐不眠，时吐浊痰始；用十枣汤，则自母氏病痰饮始；用甘草粉蜜汤，则自家婢病蛔厥始；用大黄牡丹汤，则自若华母潘氏病肠痈始。莫不随时取效，其应如响。

然则仲景之书，岂金元四家所能窥见万一哉！所谓仁人之言，其利溥也。予年过五十始来上海，其间用经方取效者十常八九。顾性疏懒，耽吟咏，于活人方治，境过情迁，略不措意，故存稿绝少，即偶面录存，复为从游者携去。甲戌年，姜生佐景来，掇拾方案，佐以解说，名之曰《经方实验录》。数载之中，裒然成集，行将刊布问世，丐序于予。予笑谓姜生曰：此书一出，其于予《伤寒金匮发微》有光矣！爰本平素趋重经方颠末，拉杂书之。

丙子立秋后二日江阴曹家达序于上海寓斋

章成之·序

成之从曹师游也，于今十七年矣。师以经方治病，几于数见不鲜。成之心好之，故每遇重证，往往以师为法，即当时有曹派医生之目，予亦弗之辩也。盖观师方治，往往如己所欲出，故于师之验案，亦若不甚珍惜，窃谓取法其意足矣，安用此琐琐者为若必汇而录之，仲景原书固自在也。

姜君佐景自近三年中，始游师门下，乃辑师验案及己所效用之经方，解说而详述之，名曰《经方实验录》，其意适与成之相反，此何说欤?

成之所以不录验案而但师其意者，为一身之学术计也；今姜君广搜验案，使天下人知经方之有实用者，为全国之学术计也。然则独善其身何如兼善天下之为广博哉。然，后叹予向日之所见为拘墟，不免对姜君而益滋惭恧也。

丙子重九日同学章成之序

曹颖甫先生小传

先生，江阴人，名家达，字颖甫，别号拙巢老人。擅文学，工诗词，各种著作颇多。其已出版者，有《汉乐府评注》、《诸子精华录》、《梅花诗集》各若干卷。然先生笃好医学，著有《伤寒发微》、《金匮发微》两书，尤为平生精心绝诣之作，足以长留天地间，而千古不朽者也。

方先生十二龄时，读张隐庵注《伤寒论》，觉其文字奥衍，悠然神往。越年，研习"阳明"一篇。适邻有老妪，卧病缠绵，更医者屡，久不得效。先生试诊之，脉实，大便多日未行，腹胀而拒按。曰：此大承气汤证也。斗胆投之，功如桴鼓。乃叹曰：仲圣之方，若是其神哉！

越二年，先生之尊人病下利，势几殆矣。延老医赵云泉先生，投四逆理中辈起之。

后十一年，先生赴南京应秋试，病寒热濒于危。幸遇姻丈陈葆厚先生，用白虎加桂枝汤获庆更生。

自是先生于仲景书识解益深，信仰益坚，而寝馈不释卷矣。嗣丁甘仁先生创中医专门学校于沪上，又广设施诊给药之善堂于城内外，乃聘先生主教务，兼主同仁辅元堂医务。一时四方学子负笈来归者，济济如也。而贫病者皆庆幸歌颂。岁月不居，时先生年近六十矣。课余诊暇，二老乃互研医学之奥旨，阐扬历圣之功绩，而技以益精。

其时从先生游者，多能以经方大剂起沉疴，愈废疾，时人有曹派之目，章氏次公则其尤著者也。自丁翁作古，先生眷念故人，郁郁寡欢，乃专志闭户著书，讲经授徒。或以诗请益，或以医求教，先后出先生门下者，毋虑数百人，今皆为超群拔俗之士。

夫悬壶海上，岂易事哉？以海上之人好浮夸而无定识，畏瞑眩而喜淡药。见有医者焉，居高堂华屋，御轻裘汽车，声价之高，非质不允命驾；执业之繁，虽昏不临病家。众曰：此名医也，群聚而归之，不遑计其诊费之昂焉。及名医至，则曰：我虚，不胜攻，请用补。名医不获已，疏淡药以与之，众誉为稳妥，而病之迁移转变不知也。若先生则俭朴自安，恬淡自守，急人之急，忧人之忧。有来乞诊者，不为风雪阻。及临诊，则曰：此易耳。一剂而愈之。而其人以为病本轻，初可勿药矣，于是先生之道不盛行。不第是也，海上之人好尤人。及病之不起，乃延谙律法者讼医于官。官转询于医会。医会曰：此药不能伤生，伤其生者病也，于是医无罪。呜呼！医乃仁人之术，原具割股之心。设天不延其人之寿，医复有何力以胜天耶？与其求胜天以受谤，毋宁但顺天以保身。卒也时尚所趋，淡药风行。伊谁之过，吾不暇细辨，吾但知先生则不肯随俗俯仰也。

盖先生之临险证也，明知其难治，犹必殚精竭虑，为之立方而后安。曰：毋有方而不用，宁不效而受谤。又曰：必求其生而不可得，则死者与我皆无遗憾也。卒也赖以生者多，而出怨谤者鲜。然而先生之道不盛行也如故，抑亦奇矣！倘所谓阳春白雪，曲高和寡者耶？昔柯氏韵伯在世之日，绝无籍籍大名。后人读《来苏集》一书，方知其为仲圣功臣。近贤章氏太炎在日，且欲搜集其遗著，以传来兹。然则当日之卑论侪俗者，何损柯氏毫末哉？故吾于先生亦云。

今岁丙子，适值先生七秩诞辰。诸弟子假广益中医院，为先生称觞。王氏一亭致贺联云："广恻隐心仁者寿，有布施德福无疆。"信乎哉！先生哲嗣湘人，能传衣钵，女公子昭华、若华，均深精医理云。

姜佐景

凡　例

本书以吾师曹颖甫先生之医案医话为主，此乃吾师四十年治医之结晶。附以编按者之医案笔记为辅，虽细流莫益大海，而吾师弟之学一脉相承，两可贯通，倘免续貂之讥乎。

本书将医案医话混合编制，在体裁上别树一格，但两者均以不离经方之实验为主。

本书以经方为经，以实验为纬，以理论为花纹。经方求其纯，实验求其真，而理论求其新。

吾师弟二人对于医学理论之见解，间有不同之处，例如吾师主不弃营卫，而编按者则主不恋营卫是也。好在经纬不改，纵花纹稍异，不妨任之。

本书中每案之成，必请吾师批阅一过，师直书批语于其后，凡起首见“曹颖甫曰”四字者即是。

案后间见“拙巢注”（点校者按：为方便读者阅读，改为曹颖甫/拙巢注）三字者，乃当日临床时吾师之自注也。

本书首揭“融温热于伤寒”之旗帜，冀自此了却伤寒、温热之纷争，知我罪我在所不计。

本书每案按语内容，窃不喜重复。或述服后之瞑眩，或叙证情之传变，或释解经文奥旨，或检讨煎服古法，或发为疑问以辟钻研之途，或略道笑语用舒沉闷之思。错综陆离，似无定局，还盼读者触类旁伸，别求会意，慎毋拘泥于此可也。

仲圣原书，间言服药瞑眩之象，如“覆取微似汗”、“服汤已渴者”、“得快利”、“新血下如豚肝”、“有脓当下”、“大便当如漆”、“当大便出宿食恶物”、“黄从小便去”之类，均是惟文简而约，后人每不经意。本书于此种反应现象，记载独详，使医者知所预防，病家免却惊疑。

本书关于病情之记载，力求详尽真切，使读者恍如身临其境，逢险证死证之终于不治者，亦悉从实写出，一洗前人著书恒喜粉饰之陋习。

本书对于“证”字极为着重。惟当知仲圣之所谓证，并非如一般中医误解之所谓证，更非西医所谓对症疗法之症。

本书对于“方”同样重视，每一主方之前身后影，旁形侧观，必详尽描写，俾学者知方与方间之连锁关系，于是进则能攻，退则能守。

本书对于药量之重轻，不遗纤微，使医者临诊有所依据；不似前贤之医案，每有方而无量，或竟有法而无方，徒令后人多揣测之苦。

本书本知之为知之，不知为不知之义，述其所知，表其所不知，故鲜模棱两可之语，更无颟顸自欺之句。

本书为求趋重通俗，使一般病家可以阅读参考起见，故对于中医学中之玄说类多避免，非谓其尽属不经之谈也。

本书之讲解，由浅入深，由简而繁，俾学者易于领会；时或用归纳法，时或用演绎法，俾学者易于推寻。故本书之论述，乃有系统中无系统，无系统中有系统。

前贤著书传后，启迪来者，厥功无穷，吾人绝对敬仰。惟为讨论学术、研求真理起见，乃不能不略辨其是非，彰其功过，所敢自信者，此中毫无对人之私见也。

编按者对于西医及中医之时方派，敬抱他山攻错之旨，决不效兄弟阋墙之争。故本书逢关于西医及时方派之记载，绝对根据事实，毫无歧视之意。

日本皇汉医家研究仲圣之学，成绩卓尔，堪作借镜，而说解之未尽善处，间亦有之。本书所载一切病理、药理，悉重自力搜讨，不敢掠美以为荣也。

编按者姜佐景谨志

写在前面

对于中医名家，业界习惯划分为“临床派”、“学术派”两个阵营。有的中医名家长于理论研究，在学术界声名赫赫，但在临床疗效上只是平淡无奇。而有的中医名家虽然不擅长著书立说，但却成为一代临床大家。

对于从事临床工作的中医工作者，“临床方显真功夫，疗效便是硬道理。”为此，我们特组织专家从浩如烟海的中医专著中，精选中医临床家的代表著作，尤其是那些可借鉴性强，堪称“一学就会、一用就灵”的临床代表作。希望读者阅读这些临床经典之时，能有畅快淋漓的快意！

到底选择哪些中医临床家的代表作呢？我们通过“伤寒论坛”、“中国中医药论坛”、“复兴中医网”广泛征求十万中医读者的意见和建议，根据广大中医工作者的学习反馈和推荐人气，遴选出了首批书目。

《经方实验录》（学伤寒必读医案百例）（民国）曹颖甫著

《治病法轨》（“平脉辨证”第一书）（民国）王雨三著

《伤寒论后条辨》（“快意学伤寒”第一书）（清）程应旄著

今后，还将继续扩大对广大读者的建议征求，力争做到“读者的迫切需求，就是我们的出版目标！”

中国医药科技出版社

董　旭

2010.12.1

目录

中卷

上卷

江阴曹颖甫先生医案

门人瑞安姜佐景编按

第一案　桂枝汤证其一　曹颖甫师医案

曹颖甫师医案：汤左，二月十八日。发热，有汗，恶风，头痛，鼻塞，脉浮而缓。

太阳中风，桂枝汤主之。

川桂枝三钱　生白芍三钱　生甘草钱半　生姜三片　红枣六枚

姜佐景按：明窗净几，焚香盥手，恭展《伤寒论》，凝神细读，恍然见标题曰："辨太阳病脉证并治上"数大字。窃谓在此寥寥数字中，仲圣垂教之精义，仿佛尽之矣。何谓脉，人谁而知之；何谓证，人谁而勿知之。何者，证其所谓证，非仲圣之所谓证也。人以发热为一证，有汗为一证，恶风为一证，头痛为一证，等而推之。仲圣则统发热、有汗、恶风、头痛等等，合称曰证。是犹合桂、芍、姜、甘、枣五味为一方，而不可称独桂也、独芍也，皆方也。是为证之真义。何谓治，与病人以方，去其邪，助其正，一剂知，二剂已，不待其传，必免其危之谓也。故仲圣之学，可以简称曰"脉证治法"。仲圣在千百年前之昔日，以此法治病，"既至京师，为名医，于当时称上手。"吾人在千百年后之今日，以此法治病，亦"用之多验"，与昔几无以异。推而广之，后人在千百年后之他日，以此法治病，亦必效如桴鼓，与今日无殊。夫医，求其效而已矣，孰能效者，是即为新。故窃谓仲圣之书历万古而常新者，义在此也。若眩于机械之新奇繁缛，震于解剖之精微细致，惑于提炼之纤巧玲珑，而治效却渺如者，犹曰此新医药也，窃有疑焉！

大论曰："太阳病，发热，汗出，恶风，脉缓者，名曰中风。"又曰："太阳病，头痛，发热，汗出，恶风，桂枝汤主之。"观此二条，知桂枝汤证又名曰中风。所谓"名曰"者，知前人本有此名，仲圣不过沿而用之。惟严格言之，"桂枝汤证"四字其义较广；"中风"二字其义较狭。易言之，中风特桂枝汤证之一耳。又此中风非杂病中之中风，即非西医所谓脑溢血、脑充血之中风。中医病证名称每多重复，有待整理，此其一斑耳。至考此所以异证同名之理，盖为其均属风也。中之者浅，则仅在肌肉，此为伤寒论之中风；中之者深，则内及经络，甚至内及五脏，此为杂病之中风，所谓"风为百病之长"也。

仲圣方之药量，以斤两计，骤观之，似甚重。实则古今权衡不同，未许齐观。历来学者考证达数十家，比例各异，莫知适从。且古今煎法服法悬殊。古者若桂枝汤但取初煎之汁，分之为三，日一服、二服、三服。今则取初煎为一服，次煎为二服，是其间不无径庭。姑摒此种种勿论，简言之，吾师之用量，大抵为原方之什一。例如桂枝、芍药原作三两者，师常用三钱是也。佐景视证之较轻者，病之可疑者，更减半用之，例如桂、芍各用钱半是也。以此为准，利多弊少。

曹颖甫曰：桂枝汤一方，予用之而取效者屡矣。尝于高长顺先生家，治其子女，一方治三人，皆愈。大约夏令汗液大泄，毛孔大开，开窗而卧，外风中其毛孔，即病中风，于是有发热、自汗之证。故近日桂枝汤方独于夏令为宜也。

姜佐景又按：近世章太炎以汉五铢钱考证，每两约当今三钱，则原方三两，一剂当得九钱，再以分温三服折之，每服亦仅得三钱耳。由是观之，原方三两，今用三钱，于古法正无不合也。

第二案　桂枝汤证其二　曹颖甫师讲授

姜佐景笔记

曹颖甫师曰：余尝于某年夏，治一同乡杨兆彭病。先其人畏热，启窗而卧，周身热汗淋漓，风来适体，乃即睡去。夜半觉冷，覆被再睡，其冷不减，反加甚。次日诊之，病者头有汗，手足心有汗，背汗不多，周身汗亦不多。

当予桂枝汤原方：

桂枝三钱　白芍三钱　甘草一钱　生姜三片　大枣三枚

又次日，未请复诊。后以他病来乞治，曰："前次服药后，汗出不少，病遂告瘥。药力何其峻也？"然安知此方乃吾之轻剂乎？

姜佐景按：仲圣之"脉证治法"似置病因、病原、病理等于不问，非不问也，第不详言耳。惟以其脉证治法之完备，吾人但循其道以治病，即已绰有余裕。故常有病已愈，而吾人尚莫明其所以愈者，或竟有尚不知其病之何名者。此非荒唐欺人之语，凡属仲圣信徒，皆当默许也。然则仲圣何以不详言病因、病原、病理乎？曰：殆仲圣以为果言之，将不餍后人之望，反令《伤寒论》不能成万世之新书乎？然乎？否乎，我不敢必，惟窃以今日之中医，亦当就病因、病原、病理种种方面，略事研究，以补不足，则中医药之进步方无艾乎。

病有病原，西医所谓细菌、原虫是也。一旦虫菌侵犯人体则病，此通例也。顾历观下级社会之士人，蓬头垢首，赤体跣足，居常伍犬豕，食不避蚊蝇，此其受虫菌侵袭之机缘为如何？乃彼辈壮硕长寿，不减都会人士。然则病原尚非疾病之惟一主因，彰彰明甚。故中医不重病原，但重病因，西医所谓诱因是也。

本案示桂枝汤证病因之一，所谓"风"是也。方人醒时，风来适体不致为病。及其入睡，体温降低，防御骤弛，而清风之徐来也依旧，于是病原得随以长驱直入。比醒，病矣！

曹颖甫曰：仲景非不言病因病理也。夫邪风外乘，乃病中风，欲救邪风者，宜桂枝汤，此非病因乎？卫不与营和，乃自汗出。风中肌肉，著于营分，而卫气不伤，故卫强而营弱。行水之卫气不伤，故毛孔自能出汗；行血之营气受困，故肌腠不能作汗，致皮毛与腠理显分两橛，而不能相合，故曰不和。不和者，不合也。用桂枝汤以发肌理之汗，而营卫自和矣。此非病理乎？读书能观其通，则思过半矣。

第三案　桂枝汤证其三　曹颖甫师讲授　姜佐景笔记

曹颖甫师曰：我治一湖北人叶君，住霞飞路霞飞坊。大暑之夜，游大世界屋顶花园，披襟当风，兼进冷饮。当时甚为愉快，觉南面王不易也。顷之，觉恶寒，头痛，急急回家，伏枕而睡。适有友人来访，乃强起坐中庭，相与周旋。夜阑客去，背益寒，头痛更甚。自作紫苏、生姜服之，得微汗，但不解。次早乞诊，病者被扶至楼下，即急呼闭户，且吐绿色痰浊甚多。其身无汗，头汗不多，两手臂出汗，抚之潮。

盖系冰饮酿成也。随疏方，用：

桂枝四钱　白芍三钱　甘草钱半　生姜五片　大枣七枚　浮萍三钱

加浮萍者，因其身无汗、头汗不多故也。次日，未请复诊。某夕，值于途，叶君拱手谢曰：前病承一诊而愈，先生之术，可谓神矣！

姜佐景按：一病一证之成，其病因每不一而足。本案示“风”之外，更有“冷饮”是也。外为风袭，内为饮遏，所谓表里两病。是犹国家不幸，外有强邻之侵，内有异党之扰，两相牵制，证情杂矣。

本案见证较前多一“吐”字，可见病人之证随时变化，决不就吾医书之轨范。而用药可加减，又岂非吾医者之权衡？观本方用生姜五片可知矣。

曹颖甫曰：此公系同乡高长佑先生之友。予因治其妻神经病，始识之。盖其妻饮食如故，但终日歌唱，或达旦不寐。诊其脉滑疾。

因用丁甘仁先生法，用猪心一枚剖开，内藏辰砂二钱、甘遂二钱，扎住，向炭炉煨枯，将甘遂、朱砂研成细末。一服而大下，下后安眠，不复歌唱矣。后以十全大补汤收膏调之，精神胜于未病时。附录之，以资谈助。后迁古拔路，今则四五年不见矣。

第四案　桂枝汤证其四　姜佐景医案

姜佐景医案：谢先生。三伏之天，盛暑迫人，平人汗流浃背，频频呼热。今先生重棉叠衾，尚觉凛然形寒，不吐而下利，日十数度行，腹痛而后重，小便短赤，独其脉不沉而浮。

大论曰：太阴病，脉浮者，可发汗，宜桂枝汤。本证似之。

川桂枝钱半　大白芍钱半　炙甘草钱半　生姜二片　红枣四枚　六神曲三钱　谷麦芽(炒)各三钱　赤茯苓三钱

姜佐景按：本案乃余所亲历，附丽于此者也。谢君先是应友人宴，享西餐、冰淋汽水，畅饮鼓腹。及归，夜即病下利。三日不解，反增剧。曾投轻剂乏效。愚则依证治之，虽三伏之天，不避桂枝。服后果表解利稀，调理而瘥。

本案不吐而下利，又异于前案，所谓证有变化是也。吐者为胃不和，利者为肠不和。然而能吐、能利，胃肠尚有抗毒逐邪之机能，病未得为进也。

大论《太阴篇》云：“太阴病，脉浮者，可发汗，宜桂枝汤。”舒氏疑本条有误，当以理中为主，内加桂枝云云。说似有见。然而理中加桂枝为偏里，桂枝汤为偏表。今脉浮，表证重，故宜桂枝汤。况曰“宜”，而不曰“主之”，其宾主层次之分了然矣。

曹颖甫曰：本案桂枝汤证其四，实为太阴病。盖桂枝汤为证见脉浮之本方，虽重棉叠衾，尚觉恶寒，有似麻黄汤证。不知桂枝汤证原自有啬啬恶寒者，况脉浮而不紧，其不为麻黄汤证明矣。因下利之为食滞也，加六神曲、炒谷麦芽；因小便短赤也，加赤茯苓。可以悟随证加减之法矣。

姜佐景又按：本年（二十五年）六月二十四日起，天时突转炎热。友人沈君瘦鹤于其夜进冰淇淋一客，兼受微风，次日即病。头胀，恶风，汗出，抚其额微冷，大便溏泄，复发心悸宿恙，脉遂有结代意。

与桂枝、白芍、炙草各钱半，生姜一片，红枣六枚（切）。夜服此，又次早醒来，诸恙悉平。惟心悸未愈。

乃以炙甘草汤四剂，全差。诸方均不离桂枝。

又越日，孙椒君以进梅浆，病下利、恶风、冷汗出、头胀、胸闷、骨酸、腿软、不欲食而呕，一如沈君。

给方与沈同。惟孙君以午夜市药，药肆不备红枣，任缺之。服后一时许，热汗遍体，舒然睡去。翌早醒来，不知病于何时去。

然则桂枝汤实为夏日好冷饮而得表证者之第一效方，又岂惟治冬日北地之伤寒而已哉？夫伤寒而必限于北地，北地而必限于冬日，抑何固执之甚邪？俗医无识，以耳为目，使其见我治沈孙之方，必曰：“桂枝、生姜皆辛热之品，值此炎令，何堪抱薪救火？甘草、大枣又悉甘腻之物，甘增中满，腻能恋邪。若芍药之酸收更属不合。综药五味，乃无一可用者。”向使病者无坚决之信仰，聆此评语，得毋击节叹赏，而撕吾方纸乎？呜呼，鱼目混珠，燕石乱玉，亦安知不合理之论，按之事实，不几相去万里乎？设有医者焉，遇上述之证，信吾此说，愿用此方，但恐药味太少，药值太廉（原方价仅一角许），不足以壮观瞻，而坚信仰，则薄荷、藿香、佩兰、苡仁、谷芽、麦芽、灯心、茯苓、豆卷、扁豆之属，不妨邀作陪客，聊凑热闹。但切勿用桂枝二分，还须泡汤代水，免致无效，反损吾经方声价。不特此也，倘有识者见此，抑虑其笑坏齿牙乎？呵呵！

然则桂枝汤证之病理果如何，桂枝汤之药理又如何？至此，不能不有所解说。在余未陈已意之前，姑略引诸家之说，以资参考。《医宗金鉴》略云："桂枝辛温，辛能散邪，温从阳而扶卫；芍药酸寒，酸能敛汗，寒走阴而益营。桂枝君芍药，是于发汗中寓敛汗之意。芍药从桂枝，是于固表中有微汗之道。……"陆氏九芝曰："桂枝者，能入营而出卫者也。太阳主开，今风乘之，而过于开，则必祛风外出，而太阳之气始复其常。但中风为虚邪，营气已弱，是宜慢泄。又风邪已近肌肉，即为肝气乘脾，故君以桂枝，而必以养血和中者为臣。风能化热，以芍药之凉者监之……"柯氏韵伯曰："此为仲景群方之魁，乃滋阴和阳，调和营卫，解肌发汗之总方也……"此皆不离营卫以为说。然而营卫茫茫，试问读仲圣书者，有几人能真个了解乎？先贤有谓桂枝汤中不应有酸寒之芍药，而时贤祝味菊先生则曰："本汤之组合，应以芍药为主药，桂枝为重要副药。盖适用本方之标准，在皮肤蒸发机能亢进，而自汗出者，故用芍药以调节其亢进之机能。桂枝则不过补助心脏之作用而已，故麻黄汤中亦用之，其非主药可知也。"此二说也，相左特甚。汤本右卫门《皇汉医学》云："余之经验，凡用芍药、大枣、甘草之证，必诊得筋肉挛急，而于直腹筋最为明确……可为三药之腹证……亦可为本方之腹证……以上纯属理论，实际上当随师论，准据脉证外证，可以不问腹证也。"此说前后参差，亦堪商矣。众说纷纭，吾将安从？

虽然，本书以实验为名，自当从实验中求解决，安可囿丁前贤近哲之说以自锢也哉？今有桂枝汤中风证患者于此，恶风，头痛，发热，汗出，诸状次第呈现。顾汗出不畅，抚之常带凉意，是可谓之曰"病汗"。设其人正气旺，即自疗机能强者，其发热瞬必加甚，随得畅汗，抚之有热意，于是诸状尽失。可知一切毒素（包括外来之病原物及内蕴之排泄物），已随此畅汗以俱去，此所谓"法当汗解"是也。设其人正气不足以办此，则必须假外物或动作以为助：例如啜滚热之茶汤可以助汗，作剧烈之运动，就温水之沐浴，亦皆可以助汗。方法不一，致汗则同（当炎暑之日，吾人周身舒适无汗之时，偶作此三事，则致汗甚易，可为明证）。及此汗出，病亦寻差。然而中风证之重者，又非此简易疗法所可得而几，何况啜水太多胃不能容，运动就浴又易伤风，于是乎桂枝汤尚矣。

及服桂枝汤已，须臾，当啜热稀粥一小碗，以助药力。且卧床温覆，一二时许，将遍身微似汗出（似者，续也，非‘似乎’也），病乃悉去。此汗也，当名曰“药汗”，而别于前之“病汗”也。“病汗”常带凉意，“药汗”则带热意；病汗虽久不足以去病，药汗瞬时而功乃大著，此其分也。有桂枝证者来求诊，与桂枝汤，告之曰：“服此汗出，病可愈矣。”彼必曰：“先生，我本有汗也。”夫常人不知病汗、药汗之分，不足为责。独怪一般医家尚有桂枝汤能发汗能止汗之辩，呶呶相争，无有已时。不知以中风证而服桂枝汤，“先得药汗”是“发汗”也，“病汗”遂除亦“止汗”也。是故发汗、止汗二说，若以为非则均非，若以为是则均是。惜乎未观其通，尚差一筹耳！

试陈桂枝汤之真际药理。曰：桂枝能活“动脉”之血者也，芍药能活“静脉”之血者也。动脉为阳，故曰桂枝为阳药；静脉为阴，故曰芍药为阴药。动脉之血由心脏放射，以外达于微丝血管，其地位由小而大，桂枝助之，故曰桂枝发散为阳；静脉之血由微丝血管收回，以内归于心脏，其范围由大而小，芍药辅之，故曰芍药收敛为阴。桂枝内含“挥发油”，故能发散；芍药内含“安息酸”，故能收敛。收敛之后，继以发散，发散之极，转又收敛。二者互为起讫，如环无端，依道运行，周而复始，是故收敛并无停滞之意，发散更非不复之谓。所以分名之者，盖但示其运行之方向不同已耳。由是可知，桂芍之分工，实乃合作。况微丝血管之周布于身，无远勿届，与肌肉、神经、汗腺等杂沓而居。故动静脉血运加速之后，势必生热，较前此之发热尤甚。热蒸汗腺，势必汗出。与吾人剧烈运动之后，心脏鼓动加速，脉搏加速，血运加速，全身发热，因而汗出，理正相同。惟此运动而生之汗，不必有若何毒素于其间，若夫先病后药，因而得汗，其汗必含毒素无疑。吾人虽未经显微镜之检察，事实固如此也。

本汤煎服法中曰："遍身，微似有汗者益佳。……若不汗，更服，……又不汗，后服小促其间，……若汗不出，乃服至二三剂，……"仲圣谆谆垂教，娓娓叮咛，以求一汗而后已者，抑亦何哉？曰：盖惟藉此"药汗"，方能排除一切毒素故耳！毒素既去，是即西医所谓根本疗法。顾排毒素于体之外，而不杀毒菌于身之内，其间又有上下床之别矣。

炎暑之日，汗流浃背，诚能畅进冰制饮料，汗乃遂止。所以然者，冰能凉胃故也。然则凉胃既可以止汗，今欲出汗，又何可不温胃？于是温胃之良药，兼可以止呕之生姜，为必需之品矣。又恐汗出过多，将伤胃液，于是用大枣以摄持之。又虑肠居胃下，胃失和，则肠有受传之虞，于是预用甘草以安之。要之，姜也、枣也、草也，同为温和胃肠之圣药。胃肠性喜微温，温则能和，故云。胃肠既受三药之扶护而和，血液循环又被桂芍之激励而急，表里两合，于是遍身汗出。若其人为本汤证其一其二之表证者，随愈，即有本汤证其三之吐者，亦愈，或有本汤证其四之利者，亦无不愈。使更能明其孰轻孰重，加以权衡，则仲圣复生，亦犹是乎！

试更由此返溯桂枝汤证之真际病理。曰：一言以蔽之，胃肠虚寒，血运不畅而已。身热者，血运自起救济，以蒸肌肉（包括神经汗腺），惜乎救济之力不足，终不能解除困苦。故大论曰："桂枝本为'解肌'。"汗出恶风者，毒素阻于汗腺，排之不能尽，凉风袭于身旁，抗之无余力故耳。头痛者，殆头部神经不堪充血之压迫，因而不舒。以上所言，殊嫌抽象简略，深自愧赧，然而大致不错，却可引以自慰者。

执此以论，然后知营卫之说，本属渺茫，谈者娓娓，听者未必津津，其定义既无一定，更不得一般学者之公认。故余以为营卫之说虽古，暂殊不必借重，转滋纠纷。独柯氏随证用药，不拘六经中伤之说，卓尔不群，不愧仲圣功臣。若言桂枝汤不用芍药，岂非独活动脉之血，难竟促进血运之全功？反之，以芍药为主药，又岂非矫枉过正？余如三药治挛急之腹证，既自破其说，将何以令人信服？夫远哲近贤，著书立说，留为吾读，是皆吾师，我敬之爱之。然而我爱吾师，我尤爱真理，苟真理之所在，我不能违之，以受师说。孟子曰："予岂好辩哉？予不得已也！"窃有同慨。

余与吴君凝轩，先后并肩事拙巢夫子，每遇一医学难题，必相互争辩，务求得到真理而后快。于桂枝汤证，何莫不然？故余于本汤之一知半解，初非一人之独得也。然而截至最近，吾二人对于本汤意见，尚有分歧之处，并未趋于完全一致之途。可见学术问题之争执，虽同窗密友有不可以假借阿好若此者！

曹颖甫曰：以上所陈说，甚有意味。惟破除营卫之说，则殊有未安。仲师于桂枝汤条问，不曰卫不与营和乎？盖中风一证，皮毛本开，卫气之行于皮毛中者，自能挟太阳寒水作汗外泄，故病常自汗出。风邪在肌肉腠理，卫闭不开，营气之行于肌腠中者，乃不能自发其汗。皮毛中自汗，故曰卫强。肌腠凝闭不能作汗，故曰营弱。脾主肌肉，故曰系在太阴。而太阴篇中桂枝汤条问，与太阳篇更无差别。吾尝谓桂枝汤为扶助脾阳之剂，岂不然乎？

第五案　桂枝汤证其五　姜佐景笔记

姜佐景曰：虞师舜臣尝曰："一·二八之前，闸北有一老妇。其子服务于邮局。妇患脑疽病，周围蔓延，其径近尺许。启其所盖膏药，则热气蒸蒸上冒。头项不能转侧。余与余鸿孙先生会诊之，三日不见大效。四日诊时，天色已晚，见病者伏被中，不肯出。询其故，侍者曰，每日此时恶寒、发热、汗出。

余乃悟此为啬啬恶寒、翕翕发热之桂枝汤证。即用桂枝五分，芍药一钱，加姜、草、枣轻剂投之。次日，病大减。遂逐日增加药量，至桂枝三钱，芍药五钱，余三味亦如之，不曾加他药。数日后，竟告痊愈云。"

姜佐景按：脑疽，病也。虞、余二先生先用治脑疽法治之，三日不见大效。及察知患者有桂枝汤证，试投桂枝汤，用桂枝不过五分，芍药不过一钱，姜、草、枣又皆和平之品，谅其为效也当仅矣。然而功出望外毋怪虞师之惊奇。且用独方而竟全功，更可见惟能识证者方能治病。何况仲圣方之活用，初非限于桂枝一汤，仲圣所以于桂枝汤加减法独详者，示后人以楷模耳。果能将诸汤活而用之，天下尚何不治之病哉？由是细研，方知吾仲圣“脉证治法”之真价值。以视彼西医之斤斤于病，而不知证者，其间实不可以道里计矣。人曰：西医长外科，中医长内科。或曰：西医长急救，中医长调理。我则曰：皆非也！当曰：西医长在病，中医长在证。彼身为中医，不知从证字发挥，而以病与西医争短长者，是未知中医学之真谛故也。我惜之！

曹颖甫曰：丁甘仁先生有言，脑疽属太阳，发背属太阳合少阴。二证妄投凉药必死。旨哉言乎！尝记予少时，居江阴东乡之后塍，有蒋崐田者，中医也，尝患脑疽，家居不出，三日。先考遇之于市上，问所患。曰：愈矣。问何法治之？曰：桂枝汤耳。问用桂枝几何？曰：四分耳。以四分之桂枝，能愈脑疽，宜虞生舜臣用五分之有特效也。惟蒋之证情轻，故四分已足。老妇之证重，故加至三钱。若狃于蒋之四分，而援以为例，设遇重证当用三四钱者则殆矣。

第六案　桂枝汤证其六　姜佐景医案

姜佐景医案：王右，无表证，脉缓，月事后期而少，时时微恶寒，背部为甚，纳谷减。

此为血运迟滞、胃肠虚弱故也，宜桂枝汤以和之。

川桂枝三钱　大白芍三钱(酒炒)　炙甘草三钱　生姜三片　大枣十二枚

姜佐景按：吾国旧式妇女平日缺少运动，每致食而难化。冬日限于设备，又未能勤行沐浴。而家庭组织庞杂，妯娌姑嫂每难和睦，因而私衷抑郁，影响气血。始则气逆脘痛，纳谷不畅，自称曰肝胃气，书则谓木侮土。名虽有雅俚显晦之分，实则无二致也。驯至头晕、心悸、经事不调，成西医所谓贫血症。按其脉，常缓而无力。若贫血甚者，反成细小而数。

不待风寒之侵袭，而常萧瑟恶寒，尤其在冬日为甚。余逢此等证状，常投桂枝汤原方。病者服后，陡觉周身温暖，经脉舒畅，如曝冬日之下，如就沐浴之后。此无他，桂芍活血之功也。而向之大便难者，今乃得润滑而下，因甘草安肠，本有缓下之力。若大便仍坚踞不动，不妨加大黄每剂一钱以微利之，生者固佳，制者亦可。二三剂后，便乃畅行，且胃开矣。其用甚妙，亲历者方能言之。若嫌大黄近于霸道，则不妨改用研麻仁每剂四五钱，亦可缓缓奏功。况又有姜枣以刺激其胃机能，令化谷食为精微，渊源既开，血乃渐滋。吾师常以简括之句表本汤之功，曰："桂枝汤功能疏肝补脾者也。"盖肝主藏血，血行既畅，神经胥得涵养，可杜烦躁之渐，故曰疏肝，亦曰平肝。脾本概括消化系统而言，今肠胃既健，故曰补脾，善哉言乎。

于此有一要点须注意及者，即本案王右服桂枝汤后是否汗出是也。曰：不汗出，但觉周身温暖而已。然则桂枝汤果不能发汗乎？曰：发汗与否，乃服后之现象。服后之现象等于方药加病证之和，非方药可得而独专也。详言之，桂枝汤必加中风证，乃得"药汗"出，若所加者非中风证，而为如本案之里证（姑名此以别于太阳中风之表证），必不得汗出，或纵出而其量必甚微，甚至不觉也。吾人既知此义，可以泛应诸汤。例如服麻黄汤而大汗出者，必其人本有麻黄汤证；服承气汤而大下者，必其人本有承气汤证。反之，加麻黄汤于承气证，加承气汤于麻黄证，则欲下者未必剧汗，欲汗者未必剧下，有可断言者。然而病之形能既乱，于是坏病成矣。

或问曰："桂枝汤既能治表证，又能治里证，表里不一，方药却同，亦有仲圣之言可资证明乎？"曰："师曰，妇人得平脉，阴脉小弱，其人渴，不能食，无寒热，名妊娠，桂枝汤主之。"夫曰"无寒热"，非即无表证之互辞乎？曰"不能食"而"渴"，非即胃肠虚寒，不能化谷食为精微乎？曰"名妊娠"，非即谓无病而更无表证乎？问者又曰：请更作一譬喻，以开茅塞。曰：可。我前不云乎，桂枝汤者功能促进血运、温和肠胃者也。此二事也，适犹国家之整饬军旅（依西说白血球能扑灭病菌）、筹备钱粮（依《内经》脾胃为仓廪之宫）然。夫军旅张、钱粮足，可以御外侮。然而欲消内患，亦莫不赖此。是故胃肠温和、血运畅行者，既可以消内病，更可以却外邪，所谓“进可以攻，退可以守”者是也。

或又曰：若是论之，桂枝汤直是一首补方，纵令完全无病之人，亦可服此矣。曰：何莫不然？平人服此，亦犹稍稍运动，略啜咖啡而已。陆自量先生曰：“余亦曾以桂枝汤（桂枝、白芍各四钱）于无病时试服十数剂，服后绝无其他细微影响。此系以身作则，非子虚之谈也。”（文见《苏州国医杂志》第六期）可为明证。实则并非无细微影响也，盖亦犹入芝兰之室，久而不闻其香耳。惟严格言之，平素肠胃实热、血压亢进之人，究不甚宜，毋须一试。但亦决无“桂枝下咽，阳盛则毙”之事。余亦属实热之体，平时不耐辛辣煎炒之品，偶因受寒泄泻，必进桂枝汤一二剂，良佳。若夫素体虚寒之老人及妇女服此，诚有意想不到之效力，胜世之成药徒持广告为号召者多多。故仲圣以本汤为温补主方：加桂，即治逆气冲心；加附子，即治遂漏不止；加龙骨、牡蛎，即治盗汗失精；加白芍、饴糖，即治腹中痛；加人参、生姜、芍药，即治发汗后身疼痛；更加黄芪、当归，即泛治虚劳；去白芍加生地、麦冬、阿胶、人参、麻仁，即治脉结代、心动悸。无一非大补之方。综计伤寒论中，共一百一十三方，由桂枝汤加减者乃占二十余方。然则仲圣固好用补者也，谁谓伤寒方徒以攻劫为能事乎？

上述各节，聊表桂枝汤之妙用，然而桂枝汤之妙用却决不尽于此。一言以誉之，有病治病，无病养身，其桂枝汤之谓乎。奈何仲圣以后之人，每阳誉其功，曰是能调和营卫，却阴畏其峻，曰我虑下咽则毙。许叔微曰：“仲景一百一十三方，桂枝独冠其首，今人全不用，何也？”然则当日之医士，其伎俩原若是而已。而桂枝汤抑何蹇运其甚耶？汪讱庵曰：“仲景治伤寒用麻黄桂枝，而全不用羌活、防风，是古人亦有所未备也。”嘻，不明其功，而责其缺，抑何陋耶？吴鞠通著《温病条辨》，假三焦，抗六经，又不肯舍桂枝汤之效，故强列为第一首要方，乃受时医之讥讽，信矣。章次公先生曰：“自有清中叶苏派学说盛行以后，桂枝之价值遂无人能解。病属外感，既不敢用之解肌；病属内伤，更不敢用之补中，不免有弃材之叹。……苏派医生所以不敢用桂枝，其理由之可得而言者，不外‘南方无真伤寒’，仲景之麻桂仅可施于北方人，非江南体质柔弱者所能胜。故若辈一遇热病，无论伤寒温病，一律以大豆卷、连翘、桑、菊应付之。于此而欲中医之不式微，难言之矣！……”呜呼，起式微而中兴，伊谁之责耶？我辈学者，盍共奋起！

曹颖甫曰：本案桂枝汤证其六亦当属诸太阴。盖桂枝汤一方，外证治太阳，内证治太阴，仲师于两篇中既列有专条矣，此又何烦赘说！惟以此治太阳证，人所易知，以之治太阳病之系在太阴者，为人所不信。自有此验案，益可见仲师之言，初无虚设矣。夫仲师不云太阴病腹满而吐、食不下、自利腹痛乎？设太阴病遇浮缓之太阳脉，即桂枝汤证矣。

第七案　麻黄汤证其一　曹颖甫师医案

曹颖甫师医案：范左，病六七日，形寒，发热，无汗而喘，头项、腰脊强痛，两脉浮紧。

伤寒，为不传也，麻黄汤主之。

麻黄一钱　桂枝一钱　炙草八分　杏仁三钱

姜佐景按：此吾师早年之方也，观其药量之轻，可以证矣。师近日所疏麻桂之量，常在三五钱之间，因是一剂即可愈疾。师常诏余侪曰：“予之用大量，实由渐逐加而来，非敢以人命为儿戏也。夫轻剂愈疾也缓，重量愈病也迅。医者以愈病为职者也，然则予之用重量，又岂得已也哉？”

何公度先生作《悼恽铁樵先生》文中之一节云：“……越年，二公子三公子相继病殇。先生痛定思痛，乃苦攻《伤寒论》……如是者有年，而四公子又病。发热，无汗，而喘。遍请诸医家，其所疏方，仍不外乎历次所用之豆豉、山栀、豆卷、桑叶、菊花、薄荷、连翘、杏仁、象贝等味。服药后，热势依然，喘益加剧。先生乃终夜不寝，绕室踌躇。

迨天微明，乃毅然曰：此非《伤寒论》‘太阳病，头痛，发热，身疼，腰痛，骨节疼痛，恶风，无汗，而喘者，麻黄汤主之’之病而何？乃援笔书：麻黄七分，桂枝七分，杏仁三钱，炙草五分。持方与夫人曰：‘吾三儿皆死于是，今四儿病，医家又谢不敏。与其坐而待毙，曷若含药而亡！’夫人默然。嗣以计无他出，乃即配药煎服。先生则仍至商务印书馆服务。及归，见病儿喘较平，肌肤有润意，乃更续予药，竟得汗出喘平而愈。四公子既庆更生，先生乃益信伤寒方……”（录《现代中医月刊》第二卷第九期）。

以上所引文字，不过寥寥数行。然而以吾观之，其中含蓄之精义实多。时医遇风热轻证，能以桑菊栀翘愈之，一遇伤寒重恙，遂不能用麻黄主方。罹其殃者，夫岂惟恽氏三儿而已哉？此其一义也。恽先生苦攻《伤寒论》有年，及用轻剂麻黄汤，尚且绕室踌躇，足见医学之难。此其二义也。然此诸义非吾所欲讨究，吾之所求者，借以表白麻黄汤全证耳。

麻黄汤之全部脉证，厥为喘，其甚者鼻扇，两脉浮紧，按之鼓指，头痛，恶寒，无汗，或已发热，或未发热，呕逆，身疼腰痛，骨节酸疼等等。考其简要病理：厥为寒气外犯皮毛，内侵肺脏。肺脏因寒而闭，呼吸不利，故上逆而作喘。肺脏既失职，鼻管起代偿动作，故鼻扇。皮毛因寒而收，排泄失司，故凛冽而恶寒。血液循环起救济，故发热。血运呈紧张，故脉紧。胃受影响，故呕。神经不舒，故痛。若欲求其详，虽长篇累牍难以尽之。但凭脉证以施治，已足以效如桴鼓，此仲圣之教，所以为万世法也！

第八案　麻黄汤证其二　曹颖甫师医案

曹颖甫师医案：黄汉栋，夜行风雪中，冒寒，因而恶寒，时欲呕，脉浮紧。

宜麻黄汤。

生麻黄三钱　川桂枝三钱　光杏仁三钱　生甘草钱半

曹颖甫/拙巢注：汉栋服后，汗出。继以桔梗五钱、生草三钱，泡汤饮之，愈。

姜佐景按：麻黄汤全部脉证，固如前案拙按所云，但并不谓必如此诸状悉具，乃可用本汤，若缺其一，即不可施也。反之，若病者体内之变化，确属麻黄汤证之病理，则虽见证稍异，亦可以用之而效。缘病者体气不同，各如其面，加以受邪有轻重之别，时令有寒热之殊，故虽同一汤证，彼此亦有差池。若前按所引，有喘而无呕，本案所载，则有呕而无喘是也。大论曰："太阳病，或已发热，或未发热，必恶寒，体痛，呕逆，脉阴阳俱紧者，名为伤寒。"窃谓此"必"字，犹言"多"也，并非一定之谓。盖其人胃气本弱，或有湿痰，故牵引而作呕。若夫喘，则实为麻黄汤之主证，较呕著要多多，此吾人所当了然于胸中者也。

舍亲童君公邃供职江都营业税征收局，客冬来函告云："弟日前亦患病，初起头痛、发热、胸闷、咳多而喘、脉浮而紧。微风著身，即毛骨悚然。服豆豉、葱白、杏仁、桑枝等二剂，汗仍不出，反恶寒加甚。叠被三床，亦不觉其暖。

于是乃疏麻黄汤方三分之二量（姜佐景注：此所谓量，谅系指本书样本中本汤之药量）。半服而汗出，愈矣。当其未服之先，同事无不阻之。而阅历深富之邗上名医亦言不可服。弟以各证既具，长沙必不我欺，毅然决然而行之。不及二小时之久，而疾顿瘳。可见时医不读书往往如此，可叹也。"

如皋姚世琛先生亦惠书相告，曰"客冬余与内人彤影同患病，发热，无汗，体痛，呕逆，呼吸窒促。——乃共以麻黄治之。一剂既已，因笃信仲圣之学"云云。

足见有此证，用此方，得此方，消此证，时不分古今，地不分中外，曾无二致也。

第九案　麻黄汤证其三　曹颖甫师讲授　姜佐景笔记

曹颖甫师曰：予忆得丁甘仁先生逝世之一年，若华之母（点校者按：指曹颖甫妻子也，若华为曹颖甫之长女）于六月二十三日亲至小西门外观看房屋。迨回家，已入暮。曰：今夜我不能亲视举炊，急欲睡矣。遂盖被卧，恶寒甚，覆以重衾，亦不温。口角生疮，而目红，又似热证。腹中和，脉息浮紧有力。天时炎暑，温覆已久，汗仍不出，身仍无热。

当以天时炎暑，但予：

麻黄二钱　桂枝二钱　杏仁三钱　甘草一钱

服后，温覆一时，不动声色。再作一剂，麻桂均改为三钱，仍不效。更予一剂，如是续作续投，计天明至中午，连进四剂，了无影响。计无所出，乃请章生次公来商。章次公按脉察证，曰：先生胆量，何其小也？曰：如之何？曰：当予麻桂各五钱，甘杏如前。

服后，果不满半小时，热作，汗大出，臭气及于房外，二房东来视，掩鼻而立。人立房外内望，见病者被上腾出热气。口干渴，脉洪大，而烦躁。

于是太阳病罢，随转属阳明，乃以调胃承气下之。嗣后病证反复，调理月余方愈。周身皮肉多作紫黑色，历久乃退。

姜佐景按：本案示证重药轻难能去病之例，医者所当深晓。惟窃意药之能起瞑眩，亦当待相当时间。麻黄汤虽号峻方，其服后之致汗当亦须三五小时。若分量过峻，求功过急，则出汗固得，而汗后之过分化燥，亦当并顾及之。故医者宜权衡轻重，不当有偏执之见也。若夫世之一般时医，视麻黄若蛇蝎，终身不以入药笼者有之，或谓麻不过三（分）、桂不过五（分）者有之，是所谓畏首畏尾，身其余几？余恐一家之言犹不足以信服读者，爰再引选论一则，以为佐证。

埜烨先生作《麻黄用量实验记》曰："麻黄为利尿发汗药，表剂之猛将。然其用量尚未有确切之考定也。仲景大青龙汤麻黄之药用量多至六两，近世医家之用麻黄，其量自三分至钱半而止，未闻有至三四钱者。然以余近日所身受之经验考之，则麻黄之药用量固不止钱半已也。

今岁季夏六月，壮暑酷热，挥扇成风，汗下如雨。余性好游泳，体格壮实，腠理坚强，苦热尤甚。每日必泳水三四小时，始能适意。否则郁郁终日，神气不舒也。某日假期往浴，入水凡七小时。泳时赤日悬空，赤帝施威。归途忽密云作态，沛然下雨。地上起白气一阵，余大意吸之，归而遂病。脉浮而紧，一息六至，头疼，恶寒，发大热，全体如焚，神思愦愦，昏不知人，但全身干燥无汗，口亦不渴耳。

请甲医诊之，投以桑菊饮加栀子五钱，二剂热退，而他证如故。乙医以杏苏饮、新加香薷饮投之，亦如故。后续投以清络饮，倍其分量，二剂弗效。迁延二来复，热虽退而胸满气喘，兼有咳声无痰。至三星期后，乃就诊于本地颇负时誉之刘医，断为伤暑伏热，脉沉紧而微，法仍当主表，投以滑石、羌活等清暑利湿之药，用麻黄三钱半。余初意颇畏之，后以古人用之有至六两之先例，且现今医界正以其用量未得解决，亦何妨亲身一行实验也，遂如量煎服之。服后三十分钟，觉脉搏增加，血行旺盛，体温略觉增高，出汗三次，量不甚多，微透衣襟而已。五小时内，小便者三次，量较未服药前约增二分之一。此外并未感觉其他不良副作用之发生。翌日复诊，脉之紧张者已去其泰半。后进以他剂，二服而安，今已还我康健矣。以余之实验推之，则麻黄之药用量可至四钱也。海内贤彦其有所研究讨论而昭示焉，斯不独余个人之幸，亦医林之幸也。"（录《医界春秋》第六十四期）。

经验之言，弥足珍贵。所谓"出汗三次，量不甚多，"堪作"微似汗"或"微续汗"三字之无上妙注。然则大论麻黄汤方后云"覆取微似汗"，又岂非至真之言？我愿天下医士，遇麻黄汤重证，能大胆用麻黄汤！

第一〇案　麻黄汤证其四　曹颖甫师讲授

姜佐景笔记

曹颖甫师曰：予友沈镜芙先生之房客某君，十二月起即患病。因贫无力延医，延至一月之久。沈先生伤其遇，乃代延予义务诊治。察其脉浮紧，头痛，恶寒，发热不甚，据云初得病时即如是。

因予：

麻黄二钱　桂枝二钱　杏仁三钱　甘草一钱

又因其病久胃气弱也，嘱自加生姜三片、红枣两枚，急煎热服，盖被而卧。果一刻后，其疾若失。按每年冬季气候严寒之日，患伤寒者特多，我率以麻黄汤一剂愈之，谁说江南无正伤寒哉？

姜佐景按：内经一日太阳，二日阳明，三日少阳……之说，殊不足以为训。若本案所示，其人作麻黄汤证，不服药者一月之久，而麻黄汤证依然存在。及投以麻黄汤，一剂而愈，其效又依然如响。是盖其人正气本旺，故能与邪久持也。

余在广益医院施诊，曾遇一小儿惊厥之恙。目瞠神呆，大便不行，危在旦夕。——迭用承气下之，白虎清之，数日方定。旋竟转为少阳寒热往来之证。——予以小柴胡汤加味。如是数日，又略安，意其愈矣。某日偶巡视邻近某善堂，惊见此儿又在。其母曰：多谢先生再造之恩，活此小犬。昨日作卦占兆，谓有方向吉利故，改就此处调理为吉云云。予更细察其病情，则寒热日数度发。——又是麻桂各半汤之证矣。

屈指计之，距其起病之日，已近一月。观其病变曲折，仿佛“离经叛道”，是又岂一日二日之说，所得而限之哉？

第一一案　麻黄汤证其五　曹颖甫师医案

曹颖甫师医案：俞右，住高昌庙维德里一号。头项强痛，恶寒，时欲呕，脉紧。

宜麻黄汤。

麻黄五钱　桂枝五钱　杏仁三钱　生草三钱

姜佐景按：病者服此方后，绝不汗出。阅者或疑余作诳言，安有服麻桂各五钱，而无反响者乎？非也，有其故在。缘病者未进药之先，自以为大便不通，误用泻盐下之。及其中气内陷，其脉即由浮紧转为微细，故虽服麻黄汤，而汗勿出。二诊，师加附子以振心阳，救逆而差，此不汗出之因于误治者也。

余更目睹师治史惠甫君之弟，发热，恶寒，无汗。——用麻桂各三钱，一剂，亦绝不汗出。二剂加量，方得微似汗解。其故安在？盖史君弟执业于鸿昌造船厂，厂址临江，江风飒飒，史弟平日督理工场之间，固曾饱尝风露者，此不汗出之因于地土者也。

又余在广益医院治一人，衣冠楚楚，发热，恶寒，无汗，头痛。——与麻桂各三钱，余药称是。次日二诊，谓服药后，了无变化。嘱再服原方。三诊又然。予疑院中药量不足，嘱改从药铺购服。四诊依然未汗出。予百思不得其故。及细询其业，曰："吾包车夫也。"至是，予方恍然。盖若是之人，平日惯伍风寒，本不易受风寒之侵袭。若果受其侵袭，则其邪必较常人为重，此不汗出之因于职业者也。

然凡此诸例，其不汗出，犹可理解。余又曾治一妊妇肿病，面目手足悉肿。——一时意想所至，径予麻黄汤加味。次日复诊，肿退其半。问曾汗出否？曰否。问小便较多否？又曰否。然余未之信也，予原方加减。三日，肿将退净，仍问其汗与小便各如何？则又绝口否认。倘其言果属真切，则若不曰：水化为气，无形外泄，而承认生理学上之所谓"潜汗"直无理足以释之。嘻，病情万变，固有不可以常理格之者，惟亲历者能信是言。

曹颖甫曰：发热、恶寒、无汗，而两脉浮紧者，投以麻黄汤，无不应手奏效。

辛未六月，有乡人子因事居舍弟裔伯家，卒然觏病，发热恶寒，拥被而卧，寒战不已。——长女昭华为疏麻黄汤。服后，汗出神昏，裔伯大恐。不逾时，沉沉睡去，日暮始醒，病若失。大约天时炎热，药剂太重，以致神昏，非有他也。

今年阴历十一月初一日，予在陕西渭南县，交通银行行长曹欣庄之弟志松病，发热无汗脉浮紧。——予用麻黄三钱、桂枝四钱、生草三钱、杏仁五钱。服后，微汗出，脉微，嗜卧，热退，身凉，不待再诊，病已愈矣。

又记昔在丁甘仁先生家，课其孙济华昆季，门人裴德炎因病求诊于济万，方治为荆防等味。四日，病无增减，亦不出汗。乃招予往诊。——予仅用麻黄二钱、桂枝一钱半、杏仁三钱、生草一钱。明日，德炎不至，亦不求再诊，予甚疑之。越日，德炎欣然而来曰，愈矣。

予按伤寒始病脉之所以浮紧者，以邪正交争于皮毛肌腠间，相持而不下也。一汗之后，则皮毛肌腠已开，而邪正之交争者解矣。世人相传麻黄多用亡阳，而悬为厉禁，然则病太阳伤寒者，将何自而愈乎？

姜佐景又按：以上录桂枝、麻黄二汤证既竟，请再略伸数语，以明二汤之异趣。前人恒谓桂枝汤治风伤卫、麻黄汤治寒伤营，即今日之学子亦有笃奉此说者，窃意此说大非，当辟之。

余曰：桂枝汤为治太阳病之属于肠胃虚寒者，麻黄汤为治太阳病之属于肺脏寒实者。故余伸述桂枝汤之义，凡六则，计八千余言，独不一及肺字。及述麻黄汤证，即着重肺字，此其彰明较著者也。为桂枝汤为治虚，故余曰桂枝汤为补方；麻黄汤为治实，故余曰麻黄汤为攻方。为其为补方，故桂枝汤可以常服；为其为攻方，故麻黄汤未可妄试。攻补互异，此二汤之所攸分。惟其对象同是寒，故曰二汤为伤寒（广义的）之主方；为此二证常见于伤寒（广义的）之初起。故曰二汤为太阳之主方。试更以西医之名词为说，则可曰桂枝汤为消化器系之感冒方，麻黄汤为呼吸器系之感冒方。学者能知乎此，方明二汤之真趣，更当审风寒营卫之旧说，将不堪一击矣！

夫曰风以喻邪之轻、曰寒以喻邪之重，犹可说也。独不闻卫气为肺所主，既知麻黄汤为治肺之良方，当曰麻黄汤主治寒伤卫乎？独不闻营气为血之精，既知桂枝汤有活血之桂芍，当曰桂枝汤主治风伤营乎？明明颠倒是非，人乃熟视无睹，抑亦何哉？岂其见大论《辨脉法篇》有“风则伤卫，寒则伤营”之文，遂致贤贤相传，造成此失耶。然而《辨脉法篇》非仲圣原文，又固尽人所知也。即《太阳篇》中言营卫处，每亦自相矛盾。例如原文曰：“病常自汗出者，此为营气和，营气和者外不谐，以卫气不共营气和谐故尔。以营行脉中，卫行脉外，复发其汗，营卫和则愈，宜桂枝汤。”又曰：“太阳病，发热汗出者，此为营弱卫强，故使汗出。欲救邪风者，宜桂枝汤。”夫首条言桂枝汤治营和卫不谐，次条又言本汤治营弱卫强。强固不谐之谓，若夫弱又安得谓之曰和？仲圣之言岂竟若是纷乱耶？又《太阳篇》原文，营卫必相提，且必与桂枝汤并论。若言麻黄汤，既不及卫，更不及营。岂后人嫌麻黄汤之寂寞寡伴，乃强分桂枝汤之营以归之耶？故精凿言之，《伤寒论》中言营卫处既不多，且决不似仲圣口吻。然则营卫云何哉，我宁暂舍之！

或曰：子以为营卫不足恃，拜闻命矣。然则太阳经病、府病之说，如何？谨答曰：是说之谬较营卫尤甚，其入人之深，贤者不免。余每笃信章氏太炎之医论，然而章氏曰：“《伤寒论》之太阳病，应分别论之。初起时之麻黄汤证、桂枝汤证，仅为太阳之前驱证，犹非太阳正病也。惟水蓄膀胱之五苓散证，及热结膀胱之桃核承气汤证，斯为太阳正病。”窃意未敢赞从。考此所谓经病、府病、蓄水、蓄血说之失，其因有三。一为本《内经》经络之旧说，二为五苓散及桃核承气汤悉列《太阳篇》中，而条文复冠以太阳病三字。三为五苓散及桃核承气汤中，悉有桂枝。夫处处本《内经》之说以释《伤寒论》，无异御锦绣之衣，行荆棘之途，将无往而不掣肘，此其失一也。小柴胡汤人皆知为少阳病之主方，四逆汤人皆知为少阴病之主方，而悉列在太阳篇中，与五苓、桃核并肩，故以所列篇章而论方，此其失二也。乌梅丸中有桂枝，将以为太阳方乎？半夏散中有桂枝，将亦为太阳方乎？此其失三也。欲免诸失，当曰：桃核承气汤为阳明方，五苓散为少阳方。夫桃核承气汤中有硝黄，与大承气汤同例，谓为阳明方，似犹近是，人或信之。独谓五苓散为少阳方，得毋离经叛道，故作惊人之论乎？曰：非也。余作此言，有实验以为征，有病理以为说。或曰依君之论，太阳将仅余麻桂二方矣。曰容或近之。故若谓麻桂二汤证为太阳正病，为六经病之前驱也可；谓麻桂二汤证仅为太阳病之前驱，犹非太阳正病，实不可也。

叙述至此，不能不连及太阳病三纲鼎立之说。孙思邈《千金翼方》首谓伤寒全论不过三方，桂枝、麻黄、大青龙汤是也，其余均为救逆之方云云。夫桂枝汤为风伤卫，麻黄汤为寒伤营，大青龙汤为风寒两伤营卫，成氏、许氏、方氏诸贤，或述于先，或继于后，千百年来，播为医林美谈。幸生韵翁快人，发为快语，曰："既云麻黄汤治寒，桂枝汤治风，而中风见寒，伤寒见风者，曷不用桂枝麻黄各半汤，而更用大青龙汤主治耶？"吾知主三纲鼎立说之古人一闻此语，得毋俯首耶？韵翁谓大青龙汤为麻黄汤加味，不愧名言，其不能与麻桂二汤相鼎足者，彰彰明甚。若夫麻桂各半汤之所治虽与麻黄汤及桂枝汤悉异，然以其证情之重要言，以其病例之多寡言，更不能与二汤并驾齐驱。然则太阳病之主方似仅余麻桂二汤矣。

虽然尚有第三方在。但今者吾举其名以告，又恐滋君之疑，无从解君之惑。好在吾《经方实验录》一书，以经方为经，以实验为纬，以理论为花纹。敢请诸公先察经纬，慢赏花纹，而容吾述葛根汤证治如下。

第一二案　葛根汤证其一　曹颖甫师讲授

姜佐景笔记

曹颖甫师曰：封姓缝匠病，恶寒，遍身无汗，循背脊之筋骨疼痛不能转侧，脉浮紧。

余诊之曰：此外邪袭于皮毛，故恶寒无汗。况脉浮紧，证属麻黄，而项背强痛，因邪气已侵及背输经络，比之麻黄证更进一层，宜治以葛根汤。

葛根五钱　麻黄三钱　桂枝二钱　白芍三钱　甘草二钱　生姜四片　红枣四枚

方意系借葛根之升提，达水液至皮肤，更佐麻黄之力推运至毛孔之外。两解肌表，虽与桂枝二麻黄一汤同意，而用却不同。服后顷刻，觉背内微热。再服，背汗遂出，次及周身，安睡一宵，病遂告差。

姜佐景按：余读《伤寒论》至“太阳病，项背强，无汗，恶风，葛根汤主之”条，未尝不废书长叹，曰：“何葛根汤之不幸，竟沉埋千古，无一人知其为仲圣治太阳温病之主方也！”夫仲圣未尝曰：“太阳病，中风，桂枝汤主之。”（“太阳中风，阳浮而阴弱，阳浮者热自发，阴弱者汗自出，啬啬恶寒，淅淅恶风，翕翕发热，鼻鸣干呕者，桂枝汤主之”一条，显非仲圣原文，不论）。更未尝曰：“太阳病，伤寒，麻黄汤主之。”然而后人聪敏，能合“太阳病，发热，汗出，恶风，脉缓者，名为中风”、“太阳病，头痛，发热，汗出，恶风，桂枝汤主之”二条为一，曰：桂枝汤主治中风者也。又能合“太阳病，或已发热，或未发热，必恶寒，体痛，呕逆，脉阴阳俱紧者，名为伤寒”、“太阳病，头痛，发热，身疼，腰痛，骨节疼痛，恶风，无汗，而喘者，麻黄汤主之”二条为一，曰：麻黄汤主治伤寒者也。我今仿其例，合“太阳病，发热，而渴，不恶寒者为温病”、“太阳病，项背强，无汗，恶风，葛根汤主之”二条为一，曰：葛根汤主治温病者也。我知此说一出，一般读《伤寒论》者必将惊骇诧愕，急欲问吾说之何由矣。曰：容陈其义。

学者当知今人所谓温病，非仲圣所谓温病；仲圣所谓温病，非今人所谓温病。吾人先具今人温病之概观，乃读《伤寒论》温病之条文，无怪格不相入。我姑仿狭义伤寒、广义伤寒之例，当曰仲圣所谓温病乃狭义温病，今人所谓温病乃广义温病。虽然，我但愿学者心知此意，我却不愿杜撰名辞，转滋纠纷。今为求名正言顺计，不妨称仲圣之所谓温病为太阳温病，如是，即可别于今人之所谓温病。称仲圣之所谓伤寒，与温病对称者，为太阳伤寒，如是，即可别于《伤寒论》广义之伤寒。称仲圣之所谓中风与伤寒对称者，为太阳中风，如是，即可别于杂病中之中风。命名既定，乃论大旨。

然则太阳温病之异于太阳中风、太阳伤寒者，何在乎？佐景斗胆敢揭一旨。曰：太阳中风、太阳伤寒，是皆太阳病之津液未伤者也。若其人先日伤津，续得太阳病，是即太阳温病。是故“伤津”二字，实为太阳温病之内蕴，此乃绝无可疑者。惟其内津已伤，不能上承口舌，故作“渴”。故仲圣曰：“太阳病，发热，而渴，……者，为温病。”且将“渴”字特置于“而”字之下，以彰其首要。惟其内津已伤，不能注输背脊，故非但头痛项强，且进而为背部亦强矣。故仲圣曰：“太阳病，项背强，……葛根汤主之。”是故“渴”与“项背强”同是“伤津”之外证，实一而二，二而一。奈何仲圣稍稍出之以隐笔，衬之以遥笔，千古读者，遂永永蒙于鼓里耶！

学者既已知“渴”与“项背强”同为太阳温病葛根汤证之主症，更可由此左右推求，自得逢源之乐。例如由太阳温病之渴，可以推知太阳中风、太阳伤寒之不渴。故恽铁樵先生教学子谓：桂枝汤、麻黄汤当同以口中和为主症云云。学子遵此施治，不啻指南良针。实则口中和即不渴之易辞，不渴即由太阳温病之渴字悟来。仲圣待人以智，故遂不自觉其言之约耳。更例如由太阳温病之“项背强”，可以推知太阳痉病之“背反张”、

“身体强然”者，乃痉病之传变也。诚以“项背强”尚为津伤邪袭之轻者，若治不如法，更汗下以伤其津，势必“背反张”、“身体强几几然”，而为进一层之痉病矣。此《伤寒》《金匮》之可以通释者也。

阅者必将发问曰：然则《伤寒论》温病条下之“若发汗已，身灼热者，名曰风温”又作如何解说？答曰：此乃仲圣后人之注语，非仲圣原文也。虽然，彼为仲圣之后人，犹为吾侪之前贤，故其言非无理致。彼之意若曰：“假使逢太阳温病之葛根汤证，医者误认为太阳伤寒之麻黄汤证，径予麻黄汤以发其汗，则汗虽出，表虽解，必将引起全身之灼热，必不克一剂而竟全功。若是者，其初病非为伤寒，实为温病。但嫌温病之病字与太阳病之病字重，故不若改称‘风温’，因葛根汤原有麻桂以治风、葛根以治温也。”由是观之，风温即是温病之别名，初不必另眼视之。又此风温与近日温热家所说之风温亦异，为免除混淆计，宁削而不论。抑尤有进者，学者当知“发汗已，身灼热”，并非绝对坏病之谓，不过由太阳转入阳明。此时但随其证，或用白虎以清之，或用麻杏甘石以开之，或用葛根芩连以折之，其病即得全差，初不必过事张皇。惟经方家之治病，其可以一剂愈者，不当用二剂，即其可以用葛根汤一剂全愈者，不当用麻黄汤使入阳明，以致二剂愈。呜呼，历来注《伤寒》者多矣，其有能一道及此者乎？

阅者又将问曰：然则《伤寒论》原文“风温为病，脉阴阳俱浮，自汗出，身重，多眠睡，鼻息必鼾，语言难出。若被下者，小便不利，直视，失溲；若被火者，微发黄色，剧则如惊痫，时瘛疭；若火熏之，一逆尚引日，再逆促命期”又作如何解说？答曰：此亦仲圣后人之言也。注家有视此为错误，任意颠倒改易，以求曲符己意者矣，是乃窃所不取。细按此条大意，重在申明二禁，一禁被下，二禁被火。何以禁下？盖下为阳明正治，今温病病在太阳，未到阳明，故不可下，下之将更伤其津。何以禁火？盖温病津液既已内伤，安堪更以火灼烁之？如此治之，是为一逆再逆。逆之重者，促命期；逆之轻者，或语言难出，或直视，或惊痫，或瘛疭，合考种种症状，无一不由津液内竭、神经失其濡养所致。或小便不利，则伤津之重者，几无余液足以外泄；或微发黄色，则津竭血溶，血液变色，尤为显明之病理。夫下与被火未始合于太阳中风、太阳伤寒之治，今独在温病条下剀切告诫者，抑亦何哉？无非中风、伤寒者津液未伤，虽误下误火，逆犹不甚，今温病者津液已伤，实未许毫厘误治故也。呜呼，前贤之旨微矣！

第一三案　葛根汤证其二　曹颖甫师亲撰

曹颖甫师曰：予近日在陕州治夏姓一妇见之。其证太阳穴剧痛，微恶寒，脉浮紧，口燥。

予用：

葛根六钱　麻黄二钱　桂枝三钱　白芍三钱　生草一钱　天花粉四钱　枣七枚

按：诊病时已在南归之前晚，亦未暇问其效否。及明日，其夫送至车站，谓夜得微汗，证已全愈矣。予盖因其燥渴，参用栝蒌桂枝汤意。吾愿读经方者，皆当临证化裁也。

葛根汤方治取效之速，与麻黄汤略同。且此证兼有渴饮者。

姜佐景按：本案为吾师所亲撰者，窃谨敬照录，未敢损益毫厘。拜读再四，乃恍然悟曰：夏姓妇所病者即太阳温病也。向使吾师用葛根汤原方，未始不可优治之。今更以花粉易生姜，则所谓欲穷千里目，更上一层楼，其技之神，叹观止矣！

虽然，读者于此有不能释疑者在焉。曰：温病条言“不恶寒”，葛根汤条言“恶风”，风寒本属互称，如是得毋自相矛盾乎？答曰：此正仲圣之互文见意处，可以深长思者也。夫曰风寒为互称，此言不谬。但当知寒为重，风为轻，恶寒为重，恶风为轻。故温病及葛根汤二条合一之后，即成“恶风不恶寒”。其意犹曰“微恶风寒”，节言之，即本案吾师所谓

“微恶寒”是也。为其尚不能尽脱恶寒本色，而合于太阳首条提纲之旨，故仲圣称此为太阳病。又为其兼口渴津伤，易于化热，故仲圣称此为太阳温病。

历来《伤寒》注家有一绝大错误，贤贤相承，莫能自觉者，即以温病为阳明病是也。佐景觉之，不容缄默。夫依吾说，温病为太阳病之一纲，判然异于阳明病，固矣，然窃以为尚有辨证之法在。大论曰：“问曰：阳明病，外证云何？答曰：……反恶热也。”然则恶热者方为阳明病，其但渴而不恶热之温病得称阳明病乎？然则恶热者当用膏、知、硝、黄，其但渴而不恶热者得用辛温发散之麻、桂，仲圣于此又岂非暗暗点明乎？佐景之旨，盖在于此。今试排列太阳阳明之主证如下：

太阳伤寒	或已发热，或未发热	恶风、恶寒
太阳中风	发热	恶风
太阳温病	发热而渴	恶风不恶寒
阳明	发热谵语	不恶寒反恶热

阅者试察上表，其中层次何等分明。太阳伤寒当“或未发热”、“恶寒”之时，完全为寒象，且不但曰“恶风”，兼曰“恶寒”，显见其恶风寒之重。至太阳中风，即但曰“发热”，显无“或未发热”之时，且但曰“恶风”，不兼曰“恶寒”，显见其恶风寒之轻。至太阳温病，不但曰“发热”，且加“渴”以示其津液之伤，曰“恶风”又曰“不恶寒”，显见其恶风寒之微。至阳明，其甚者曰“谵语”，以示其津竭之后，神经且受热灼矣；又曰“反恶热”，至此完全为热象，与太阳伤寒之完全为寒象者适相反。由是吾人可得外感疾病传变之第一原则，曰“由寒化热”是也。此原则实为吾人依经探讨之收获，而温病之不得称为阳明病，又其余事也矣！

第一四案　葛根汤证其三　曹颖甫师讲授

姜佐景笔记

曹颖甫师曰：予昔在西门内中医专校授课，无暇为人治病，故出诊之日常少。光华眼镜公司有袁姓少年，其岁八月，卧病四五日，昏不知人。其兄欲送之归，延予诊视以决之。余往诊，日将暮。病者卧榻在楼上，悄无声息。余就病榻询之，形无寒热，项背痛，不能自转侧。诊其脉，右三部弦紧而浮，左三部不见浮象，按之则紧。

心虽知为太阳伤寒，而左脉不类。时其兄赴楼下取火，少顷至。予曰：乃弟沉溺于酒色者乎？其兄曰：否，惟春间在汕头一月，闻颇荒唐，宿某妓家，挥金且甚巨。予曰：此其是矣。今按其左脉不浮，是阴分不足，不能外应太阳也。然其舌苔必抽心，视之，果然。予用：

葛根二钱　桂枝一钱　麻黄八分　白芍二钱　炙草一钱　红枣五枚　生姜三片

予微语其兄曰：服后，微汗出，则愈。若不汗，则非予所敢知也。临行，予又恐其阴液不足，不能达汗于表，令其药中加粳米一酒杯，遂返寓。明早，其兄来，求复诊。予往应之，六脉俱和。询之，病者曰：五日不曾熟睡，昨服药得微汗，不觉睡去。比醒时体甚舒展，亦不知病于何时去也。随请开调理方。予曰：不须也，静养二三日足矣。闻其人七日后，即往汉口经商云。

姜佐景按：前案葛根汤证其二，乃吾师晚年医案，故其一种斲轮老手大刀阔斧之风度，跃然笔下纸上。若本案葛根汤证其三，则为吾师之中年医案，故其一种战战兢兢、如履薄冰之神情，亦显乎字里行间。行年之于学力，学力之于魄力，有如是者。亦可见吾《经方实验录》所言者，乃无一语虚讹。虽然，余录本案之义，却不在此。

《素问·金匮真言论》曰："夫精者，身之本也。故藏于精者，春不病温。”《素问·生气通天论》曰：“冬伤于寒，春必病温。”此数语也，凡习中医者类能道之。然而议论纷纷，每悖经旨。佐景不敏，请以本案袁姓少年病为《内经》之注释可也。简言之，袁姓少年宿妓荒唐，不藏于精，故生温病。治之以葛根汤，应手而起者，以葛根汤为温病之主方故也。夫精者，津之聚于一处者也；津者，精之散于周身者也。故精与津原属一而二、二而一之物。其人平日既不藏精，即是津液先伤，及其外受邪风之侵，乃不为太阳中风，亦不为太阳伤寒，而独为太阳温病，乃不宜乎桂枝汤，亦不宜乎麻黄汤，而独宜乎葛根汤。此《内经》、《伤寒》之可以通释者也。

抑尤有当知者，藏精之要，初不必限于冬时，然尤以冬时为甚。故《伤寒例》曰：“冬时严寒，万类深藏。君子固密，则不伤于寒。触冒之者，乃名伤寒耳。”温病之成，初不必限于春日，观袁姓少年之呻吟于仲秋可知，然尤以春日为甚。盖春继冬来，于时为迩，冬不闭藏，使扰乎阳，则春不发陈，无能随天地万物以俱生荣也。精之泄，初不必限于男女之间，凡志勤而多欲，心怵而常惧，形劳而致倦，高下必相慕，嗜欲伤目，淫邪惑心者，是皆不藏于精之类也，然尤以直耗肾精为甚。故吾人可作结论曰：“冬不藏精，春必病温。”必，犹言多也。此经旨之所当达观者也。

虽然，余走笔至此，窃不禁凛然有所惧焉。所惧者何？曰：人将以本案为根据，而伸其温病伏少阴之说。盖所谓少阴云者，指足少阴经肾言也。余曰：肾精亏耗者，全身津液不足，一旦外受邪风之侵，无能祛邪，反易化热，此犹为抽象之言，差近于是，犹曰：平素肠胃虚寒者易患桂枝汤证，同不失为平正之论。若必欲一口咬定温病之邪气久伏于肾，则犹曰中风证之邪气必久伏于肠胃，其可通乎？不特此也，小儿天真烂漫，肾精不耗，为何患麻疹等一类温病特多？盖为其纯阳之体，长育之日，需津既亟，化热自易，初不关肾家事也。奈何温病伏于少阴、发于他经之说，竟亦风行医林，斯乃不可解者。兹姑引选论一则，藉作本说之当头棒喝。

张石顽医案云：徽商黄以宽，年壮质强，病十余日。壮热神昏，语言难出，自利溏黑，舌苔黑燥，唇焦鼻煤。烦渴甚。鼻息不鼾。脉浮。

先前误用发散消导药数剂，烦渴弥甚。石顽曰：此本伏气郁发，更遇于风，遂成风温。风温脉气本浮，以热邪久伏少阴，从火化发出太阳，即是两感，变患最速。今幸年壮质强，已逾三日六日之期，证虽危殆，良由风药性升，鼓激周身元气，皆化为火，伤耗真阴。少阴之脉不能内藏，所以反浮。考诸南阳先师原无治法，而少阴例中，则有救热存阴、承气下之一证，可借此以迅扫久伏之邪。审其鼻息不鼾，知肾水之上源未绝，无虑其直视失溲也。时歙医胡晨敷在坐，同议凉膈散加人中黄、生地黄。服后，下溏粪三次。舌苔未润，烦渴不减，此杯水不能救车薪之火也。更与大剂凉膈，大黄加至二两，兼黄连、犀角，三下方能热除。于是专用生津止渴，多服而愈。

张公山雷平议张石顽温热一案曰：“谓此证即是仲师之所谓风温，诚为确论。然仲景原文明谓太阳病发热而渴，不恶寒者为温病，只以外感言之，其见证同为太阳病。但伤寒与温病之所以异者，一则发热恶寒而不渴，一则发热不恶寒而渴，何尝有外感伏气之别？亦何尝有久伏少阴发出太阳之说？其下文风温一节，以‘若发汗’三字为提纲，则又明言伤寒以恶寒不渴，故当发汗，温病既不恶寒且又加渴，则已是温热之邪，即无发汗之例。若俗子不知，误与伤寒发汗之法，则扰动阳邪，为火益烈，而身之灼热更甚，是为风温，即是误汗之变证。所以脉则阴阳俱浮，证则自汗身重，嗜卧鼻鼾，语言难出，皆汗多伤液，阳明灼热见证。成聊摄谓发热而渴不恶寒者阳明也，言仲景虽冠以‘太阳病’三字，其实无寒且渴即是阳明热证，一语破的。可知宋金时人尚无不知是外感之温热，即至误汗灼热已为风温，亦无不知是热在阳明。聊摄于风温为病全节注文，又何尝说到少阴上去？所以近贤亦有谓是节病证皆在阳明，仲景虽未有方，然治此风温变证，宜用仲景阳明之例，以白虎为主方。言简而赅，浅显晓畅，是谓正直荡平之坦道。所最可怪者，喻嘉言自诩绝世聪明，舍正路而不由，故意索隐行怪，以仲师风温诸证一一附会少阴，自谓能读《素问》冬不藏精一语。《尚论后篇》几无一句不是牛鬼蛇神、奇形怪状，遂开后人专言伏气之谬。一似温热为病，无一不从少阴来者，直不许世间有外感之温热。盖著书者以为但讲外感为病，尽人能知，似不足显出作者识见之玄奥，必扭之捏之，说得伏气若天花乱坠，方见得入木三分，造诣独到。总是好名太过，务求其深，而不自知其走入魔道。以王孟英之临证轻奇，处方熨帖，亘古几无敌手，而《经纬》一编尚沿袭嘉言之谬，完全比附于伏气二字，令人不能索解，更何论乎余子碌碌。然每见高谈伏气者，试一察其临证用药，何尝有伏气及外感之别，则仍是见证治证，了不异人，断不能划分两路，无非故为高论，自欺欺人。即以仲景风温为病诸证言之，嘉言虽谓一一显出少阴经证，而陆九芝辩之，谓是一一皆阳明经证，且谓嘉言所言少阴，则处处聱牙，余所言之阳明，则句句吻合，至精且确。始于黑暗狱中，大放光明，功德及人，颐以为不下于孟子拒杨墨，放淫辞，最是吾道之绝大干城。《世补斋》文第九卷中，论喻嘉言者三篇，诚不愧字字珠玑，言言金玉。石顽此案妄称伏气，亦中嘉言之毒，究竟壮热神昏、语言难出、自利溏黑、舌苔黑燥、唇焦鼻煤，无一非阳明热证，而乃误于发散，即是仲师所谓发汗已之风温。所显各证，亦与仲师本条处处吻合。药用凉膈加味，仍是阳明正治，又何必妄引少阴急下之例，舍近求远，治法是而持论实乖。不过好奇之心胜，而故以惊世骇俗为高明，最是医界之魔障。须知此是切理餍心实用之学，断不可故求新颖，徒托空谈。尚愿好学之士，弗再蹈此习气，庶乎易说易行，可以与人共喻。世苟有以颐为好辩者，颐亦受之而不辞。”

余读此议，不禁折节叹赏，谓为掷地有金石声，又岂溢誉之辞？张公以老成之年，发少壮之论，直可愧死今日一般青年之呆煞于旧经句下者！使当张公在日，余能早以仲圣所谓温病为近阳明属太阳一说进，谅来不受呵斥。然则今日之张公谁乎？我当师事之。

第一五案　葛根汤证其四　曹颖甫师讲授 姜佐景笔记

曹颖甫师曰：南阳桥有屠宰公司伙友三人，一日同病，求余往诊。诊视既毕，心甚奇之，盖三人病均头痛，身恶寒，项背强痛，脉浮数。二人无汗，一人有汗。

余乃从其证情，无汗者同与葛根汤，有汗者去麻黄，即桂枝汤加葛根。服后皆愈。后询三人何以同病，盖三人于夜半同起宰猪，深宵受寒之所致也。

姜佐景按：高粱之人，冬不藏精，春多温病，前已言之。若夫劳苦之人，用力不节，亦足耗精伤津，而得温病，本案宰猪伙友即其例也。何况宰猪者俯首从事，项背紧张最甚，更易受邪风之侵袭，故发为项背强，或有汗，或无汗，不过微有不同耳。其无汗者，即是刚痉之初步。故仲圣曰："太阳病，无汗，而小便反少，气上冲胸，口噤，不得语，欲作刚痉，葛根汤主之。"其有汗者，亦即柔痉之先声。故仲圣曰："太阳病，发热，汗出，而不恶寒，名曰柔痉。"又曰："太阳病，项背强，反汗出，恶风者，桂枝加葛根汤主之。"吾师本此以为治，效如桴鼓。然则苟不熟玩《伤寒》、《金匮》，其能若是乎？

《本经》谓葛根主治"消渴，身大热。"盖病温者津液素伤，渴饮即消，何况太阳病，身大热，尤足灼津，惟用生津之葛根，既可以润舌止渴，更可以解肌退热。《本经》又谓葛根能"起阴气，解诸毒"。此言若译作西医语，当曰：葛根能唤起白血球，杀灭一切病菌。以此释葛根芩连汤证，更觉吻合。此《本经》、《伤寒》之可以通释者也。

综上所述，余谓葛根汤主治太阳温病一说，合于《内经》，合于《本经》，合于《伤寒论》，合于《金匮要略》，合于吾师治验，合于一切理论，推而广之，将无有所不合。然则吾此说幸告成立以后，《伤寒论》一书将陡增万丈光芒，平添无限声价。何者？前人皆以大论为缺方之残书，尤其缺温病之方。今则主治温病之方赫然在目，是大论不啻重为完璧之宝籍，虽撰次容或有异，无伤也已。不特此也，彼温热诸家藉口《伤寒论》中无温病方明文，指为散佚失传，故敢揭温病旗帜，求与伤寒抗衡。

第一六案　葛根汤证其五　曹颖甫师亲撰

曹颖甫师曰：镇江赵锡庠，章次公门人也，诊所在曹家渡。尝治康脑脱路忻康里四十八号蔡姓女孩，约一周岁，先病百日咳，月余未全，忽股背间隐约有红点，咳甚剧，目赤多泪，惟身热不扬，手足逆冷，常自汗出，皮肤宽缓，颜面淡白，无出疹状。

锡庠告其母曰："瘖疹欲出，表阳虚而不足以达之，此即俗所称白面痧也。"方用：

葛根三钱　桂枝一钱　杭芍钱半　生草一钱　姜一片　枣二枚

因其咳也，加前胡钱半、射干钱半、桔梗八分、象贝三钱，复加牛蒡子三钱以助其提达出表。

明日复诊，颜面红疹渐显，神色虽佳，而手足尚冷，遂令再进一剂。二日后，手足温和，周身红疹透达。越二日而回，一切平安，逕咳亦愈。

姜佐景按：学者既已知中风、伤寒、温病各为太阳病之一纲矣，然此犹为未足。吾今当穷根究柢，为学者作进一步言，所请毋庸惊诧耳。其言曰：所谓中风，所谓伤寒，所谓温病，所谓太阳病，推而至于六经病，是皆非疾病之真名，不过疾病之代名耳。更细晰言之，六经病方为疾病之代名，所谓中风、伤寒、温病，尚为疾病中一证之代名耳。病犹戏剧之全部，证犹戏剧之一幕，故病之范围大，而证之范围小。更详尽言之，谓中风、伤寒、温病等为一证之代名，犹不切，毋宁谓之曰一证之通名。何者，知此等通名病证之方治，将可以泛应万病故也。例如吾人知太阳温病之方治，可以泛治痉病，可以泛治麻疹，可以泛治一切类似之病。所谓痉病、所谓麻疹，方是疾病之真名。仲景之所以为圣，即在先教人以病证之通名通治（指《伤寒》），后教人以病证之专名专治（指《金匮》）。后人之所以为愚，即在不晓病证之通名通治，独于伤寒、温病等代名之争。西医之所以不及中医，即在但讲疾病之专名专治，独不知疾病之通名通治（彼于无特效药之病，除委之于期待外，恒束手无策），更不晓何者为证（彼所谓对症疗法，与吾所谓证大异，其义另详）。而佐景之所欲大声疾呼者，亦即在使学者知仲圣通名通治之大道。柯氏曰："因知仲景方可通治百病，与后人分门证类，使无下手处者，可同年而语耶?"是柯氏宁非得道之深者。

余谓吾人既知太阳温病之方治，即可以泛治麻疹者，犹曰用葛根汤方可以治麻疹之初起也（麻疹之顺者可勿服药，服药而误，反易偾事）。阅者将疑麻、桂之决不可治疹病者乎，则吾师遇麻疹病之遏伏甚而不透发者，且用麻黄汤。服汤已，疹乃畅发。惟窃细心考察，间有透发之后引起灼热者，是正所谓"若发汗已，身灼热者，名曰风温。"但余早已言及，此所谓灼热并非不得了之谓，其轻者将自已，其重者亦可以补治。惟窃意与其补治于后，宁早用葛根预防于前，故余之治小儿麻疹，葛根乃为第一味要药。回观本案赵先生方中，既用前胡、牛蒡、桔梗等开发之品，即可以代麻黄之司。故谓本方为桂枝汤加葛根加味，毋宁谓葛根汤加味，与余之方治乃密合无间也。

海上诸医视麻、桂若蛇蝎，何况疹病宜凉之说深入人心，谁敢以之治麻疹者。吾乃不得已变通其说，曰：葛根汤以葛根为君，麻桂为臣，君药不可去，臣药可取而代也。若薄荷、桑叶，若牛蒡、桔梗，若西河柳、芫荽，若樱桃核、蝉衣，皆可以代麻、桂，独葛根当勿易。嘻，高价不售，降格以求，其有能谅吾苦心者乎?

实告读者，余之治太阳病，于麻黄、桂枝、葛根三药，诚有不可一日无此君之慨。故凡余之所说悉属言行合一，而绝非著书治病分作两事者。

余用麻黄常由八分至二钱，用桂枝常由钱半至三钱，用葛根常由二钱至四钱，若吾师之用此三药，则更倍蓰于是。故三药之中，以葛根最为和平。奈何今之医尚多不敢下笔，徒知拾前人之唾余，曰："葛根是阳明药，若邪未入阳明而早用之，将引邪入内。"曰："葛根竭胃汁。"呜呼，邪说重重，岂惟不必赘引，法当一焚而廓清之！用是作葛根汤证按，为葛根一药呼冤，为葛根一汤表彰。欲勿废书长叹，犹待举世之觉悟也夫！

曹颖甫曰：世之论者动称温病无主方，而伤寒论一书几疑为专治伤寒而设，不知越人言伤寒有五，温病即在其中。今姜生佐景能于大论中发明葛根汤为太阳温病之主方，真能发前人所未发。盖葛根汤证与伤寒不同者，原以津液不足之故，故于桂枝汤中加麻黄而君葛根。中风证而津液不足者，即用桂枝汤本方而加葛根。太阳标热内陷而下利者，即用葛根芩连汤，以清热生津为主。盖人体中水分多于血分，则易从寒化，故藏于精者，春不病温。血分多于水分，则易从热化，故冬不藏精，春必病温。从寒化者，伤寒不愈，浸成痰饮，虽天时转阳，犹宜小青龙汤。从热化者，中风误治即成热病，为其津液少也。即此意以求之，则葛根为太阳温病主药，葛根汤为太阳温病主方，不益可信乎？

姜佐景又按：学者既已熟稔太阳病之三主方矣，乃请进论阳明病，而以白虎汤证始可也。

第一七案　白虎汤证其一　曹颖甫师讲授　姜佐景笔记

曹颖甫师曰：住三角街梅寄里屠人吴某之室，病起四五日，脉大，身热，大汗，不谵语，不头痛，惟口中大渴。时方初夏，思食西瓜，家人不敢以应，乃延予诊。

予曰：此白虎汤证也。随书方如下：

生石膏一两　肥知母八钱　生甘草三钱　洋参一钱　粳米一小杯

服后，渴稍解，知药不误，明日再服原方。至第三日，仍如是，惟较初诊时略安，本拟用犀角地黄汤，以其家寒，仍以白虎原剂，增石膏至二两，加赤芍一两、丹皮一两、生地一两、大小蓟五钱，并令买西瓜与食，二剂略安，五剂全愈。

曹颖甫曰：此证二诊时，其夫名玉芳者，固一黑籍冤魂也，靳其资，谓予曰：此妇予甚不爱之，如不愈，先生不必再来。予曰，汝以钱为重，我以人命为重，以后我来与否，汝可不必问也。前后凡六诊，两易方，竟得全可，为之快意者累日。

姜佐景按：本案方原为白虎加人参汤，却标作白虎汤证者，盖为求说解便利，示学者以大范故耳。石膏所以清热，人参所以养阴，养阴所以佐清热之不逮，同属于里，非若白虎加桂枝汤、桂枝加大黄汤之兼有表里者，故今姑一并及之。后人于白虎汤中加元参、生地、麦冬之属，即是人参之变味，不足异也。

陈惠民先生医药笔记抄曰："浙鄞有徐姓者，居鹦脰湖浜，不农不儒，始依父兄以闲游，继有妻子而号苦。思欲养家，爰记医方，悬牌疗疾，冀得蝇头之利。人知底蕴，谁肯寄之以命。冬衣敝絮，裹以棉袍；夏衣草衫，蔽以葛衫。日逐游猎，寻病而医。人见其濯濯也，以仆隶下人视之。进而坐谈，踞身不起，必俟一饭而后归。一日，有隔里许之姓朱者，偶触伤寒，八日而死。徐闻之，贸贸然来。入其门，其尸已移房出堂矣。徐按其胸，曰：心口尚热，可医也。朱之家属以天气炎夏，急治棺成衣，立图殡。且知其不精于医也，无人听之。徐自取楮笔，书白虎汤一方，令其侄速检药石。其弟侄曰：子非华佗，能挽人于危乎？子非纯阳，能起死复生乎？子饿难度，不如与我帮忙，同食三朝，不必以拙技尝试也。徐曰：气虽绝，胸尚热，死马还须当活马医之。子与我钱百枚，我往市中沽药，能生，乃汝家之福，不能生，算我借用此钱也。其弟侄厌其缠绕，与之。徐自煎自熬，以汤药灌死者之口，竟顺受而下。须臾，死者手微动，而口有气。徐曰：生矣。时满堂哀哭之声毕止，于是复舁至房，调理数日而愈。咸以此为神医也，不可貌相，谢银十两，由是名声大振，延者有人。徐欣欣得意云，白虎一汤能起死回生，况病而未死之人乎？（佐景注：此言误矣！）凡遇病者就之，即开白虎汤与之。不及两月，医死者十余人，被人拷打数次，医道仍不行，而朱复活二十余年。”（录《现代中医》）。”

按：原案出于文人之手，而非医者之笔，故所着要之脉证毫不知晓，本无引证之价值。姑引之者，以见白虎之活用，可以肉白骨，误用足以死病人，亦聊作吾医界之棒喝云。

曹颖甫曰：病于寒者得火而喜，以为天下莫火若也；病于热者得水而喜，以为天下莫水若也。盖狃于一偏者，必有一偏之蔽；苟非精通医理，而随证处方，则以姜桂取效者，或不敢用凉剂；以芩连奏功者，或不敢用温药；甚有偏于泻者，以泻药而杀人；偏于补者，又以补药而杀人。自非辨证精审，然后用药，无论古方时方，何在非杀人之利刃哉？庄生有言：哀莫大于心死，为其执而不化也。是故病机出入，既不能因之斡旋，方治措施，又不能决其功效，则病者之死机未动，医者之生理先亡，可不警欤！

第一八案　白虎汤证其二　曹颖甫师讲授　姜佐景笔记

曹颖甫师曰：江阴缪姓女，予族侄子良妇也。自江阴来上海，居小西门寓所。偶受风寒，恶风，自汗，脉浮，两太阳穴痛。

投以轻剂桂枝汤，计桂枝二钱，芍药三钱，甘草一钱，生姜二片，大枣三枚。

汗出，头痛差，寒热亦止。不料一日后，忽又发热，脉转大，身烦乱。

因与白虎汤。

生石膏八钱　知母五钱　生草三钱　粳米一撮

服后，病如故。次日，又服白虎汤，孰知身热更高，烦躁更甚，大渴引饮，汗出如浆。

又增重药量为：石膏二两、知母一两、生草五钱、粳米二杯，并加鲜生地二两、天花粉一两、大小蓟各五钱、丹皮五钱。令以大锅煎汁，口渴即饮。

共饮三大碗，神志略清，头不痛，壮热退，并能自起大小便。尽剂后，烦躁亦安，口渴大减。

翌日停服。至第三日，热又发，且加剧，周身骨节疼痛，思饮冰凉之品，夜中令其子取自来水饮之，尽一桶。

因思此证乍发乍止，发则加剧，热又不退，证大可疑。适余子湘人在，曰：论证情，确系白虎，其势盛，则用药亦宜加重。第就白虎汤原方，加石膏至八两，余仍其旧。仍以大锅煎汁冷饮。服后，大汗如注，湿透衣襟，诸恙悉除，不复发。惟大便不行。

用麻仁丸二钱，芒硝汤送下，一剂而瘥。

姜佐景按：白虎汤证有由直中天时之热而起者，有由自身积热而起者，若前案所引是也。有非直起于热，而由寒化热者，即由桂枝汤证转为白虎汤证者，若本案所言是也。

仲圣曰："服桂枝汤，大汗出后，大烦渴不解，脉洪大者，白虎加人参汤主之。"是即由寒化热之明证。本条之意若曰："有患桂枝汤证者于此，医者认证不误，予以桂枝汤。服汤已，应热退病除，但病者忽大汗出后，反大烦渴不解，脉且转为洪大。是盖其人素有蕴热，因药引起，或药量过剂所致。但勿惧，可以白虎加人参汤一剂愈之。其属有蕴热者，可以顺便除之；其属药量过剂者，此即补救法也。"本条即示桂枝汤证化为白虎汤证之一例。

人多以桂枝麻黄二汤齐称，我今且撇开麻黄，而以白虎合桂枝二汤并论之。余曰：桂枝汤为温和肠胃（若以其重要言，当曰胃肠）之方，白虎汤则为凉和肠胃之方。桂枝证之肠胃失之过寒，故当温之，温之则能和。白虎证之肠胃失之过热，故当凉之，凉之则亦能和。和者，平也，犹今人所谓水平或标准也。失此标准则病，故曰太过等于不及，犹言其病一也。桂枝汤证肠胃之虚寒，或由于病者素体积弱使然，或由于偶受风寒使然，或更合二因而兼有之。白虎汤证肠胃之实热，容吾重复言之，或由于病者素体积热使然，或由于由寒化热（即肠胃机能自起救济，一发而不能自已之谓）使然，或竟由直受热邪使然，或竟合诸因而兼有之。来路不一，证状参差，而医者予以方，求其和则同。方药不一，而方意则同。桂枝汤有桂、芍以激血，生姜以止呕，同是温胃。白虎汤之石膏、知母同是凉胃。大枣免胃液之伤，粳米求胃津之凝。余下甘草一味，同是和肠，防其下传。两相对勘，一无遁形。试更妙为之譬，则患桂枝汤证者服桂枝汤，无异冬日啜咖啡茶。见白虎汤证者进白虎汤，不啻夏月饮冰雪水。温凉既得，舒适恰同。此情至真，此理至明，虽三尺童子，闻之首肯。然则幻镜拆穿，令人失笑，谁谓仲圣之道犹天高而地远耶？

吾师治白虎汤证之直起于热者，用白虎汤；治白虎汤证之由寒化热者，亦用白虎汤。无所谓伤寒，无所谓温热，是乃仲圣之正传。乃温热家硬欲分伤寒、温热为尔我彼此，谓由寒化热者是伤寒，由热直起者是温热。然则治伤寒之白虎汤证用白虎汤，治温热之白虎汤证，曷不用其他神汤妙药，而终不脱石膏、知母耶？是故所谓温热、伤寒之分，废话而已，废话而已。

第一九案　白虎汤证其三　姜佐景笔记

姜佐景曰：友人郁祖安君之女公子，方三龄，患消渴病。每夜须大饮十余次，每饮且二大杯，勿与之，则吵闹不休，小便之多亦如之，大便不行，脉数，别无所苦。

时方炎夏，尝受治于某保险公司之西医，盖友人也。逐日用灌肠法，大便方下，否则不下。医诫勿与多饮，此乃事实上所绝不可能者。累治多日，迄无一效。

余诊之，曰，是白虎汤证也。方与：

生石膏四钱　知母二钱　生草钱半　粳米一撮

加其他生津止渴之品，如洋参、花粉、茅根之属。

五剂而病全。顾余热未楚，孩又不肯服药，遂止服。越五日，旧恙复发，仍与原方加减，连服十五日，方告全愈，口不渴，而二便如常。先后计服石膏达半斤之谱。

姜佐景按：见其大便不通，而用灌肠法，是为西医之对症疗法；辨其脉数口渴，而用白虎汤，是为中医之脉证治法。对症疗法求疗不疗，脉证治法不治自治，此乃中西医高下之分。王儒大先生曰："夫国医，道也，形上者也。西医，器也，艺也，形下者也。人之成艺也则易，刻鹄不成，尚类鹜也。而其成道也则难，画虎不成，反类犬也。故国医之工者高出西医之工者远甚。"佐景续为之说曰：国医之道何在，脉证治法是也。

第二〇案　白虎汤证其四　姜佐景笔记

姜佐景曰：据舍亲童公邃君云："民国六七年间，于役吴门，一山东人名杨宜德者，为先兄卫兵，患腹部膨胀，不更衣者二月有余，而健饭特甚，腹大几如五石瓠，甚至行坐不得。营团各军医治之无效，复数更外医，亦然，因就诊于曹先生沧洲。

先生闵其情，复怜其贫，即令服生石膏半斤。次日，病依然。于是由半斤加至一斤。至第四日，复加至二斤。便乃大下，悉属黑粪，其硬如石，约二便桶许。体腹顿时瘦削，向之手臂如碗者至此仅有一握，神志疲倦异常，且须倩人扶掖，而后能行。于是先生令止服，改给四君子等大剂，凡调理三月始瘥。"

姜佐景按：此病为中消，胆胃之火特重，故能健饭；胆汁不自下输，故大便不行。重用石膏以清胃热，胆汁得下，则大便通矣。其用单味石膏者，意犹白虎汤耳。曹氏之胆识固如是，其骇俗乎？

前案消渴是为上消，本案消食是为中消。上、中不同，一汤愈之，所谓通仲圣方能治百病者此也。

曹颖甫曰：予所遇白虎汤证未有若此之重者，张锡纯用石膏不过二三两，予尝加至双倍有奇，岂料苏州宗人沧洲先生更有用至二斤者。然经方中正有用如鸡子大二十四枚者，是又不止二斤矣。

第二一案　麻黄杏仁甘草石膏汤证其一

曹颖甫师医案

曹颖甫师医案：钟右，住圣母院路大千世界隔壁福新电料行楼上。

初诊：十一月初三日。病七日，发热，无汗，微恶寒，一身尽疼，咯痰不畅，痰色黄。病者面赤气喘，频频呼痛，腹部尤甚，按脉浮紧。

咯痰不畅，肺气闭塞使然也。痰色黄，中已化热，宜麻黄杏仁甘草石膏汤加浮萍。

净麻黄三钱　光杏仁五钱　生石膏四钱　青黛四分（同打）　生草三钱　浮萍三钱

姜佐景按：据史惠甫师兄言，钟姓少妇先因外出探望其父疾，心滋忧戚，归途白雪纷飞，到家即病。曾经中西医师杂治未全，又因身怀六甲，家人忧惧万分。耳师名，叩请出诊，惠甫兄随侍焉。初诊时，病者面赤气喘，频频呼痛，腹部尤甚，按脉浮紧。师谓此证易治，不足忧，径疏本方。

二诊，十一月初四日。昨进麻杏甘石汤加浮萍，汗泄而热稍除，一身尽疼者悉除。惟咳嗽咯痰不畅，引胸腹而俱痛，脉仍浮紧。

仍宜前法以泄之。

净麻黄三钱　五分生甘草二钱　生石膏六钱　薄荷末一钱（同打）

光杏仁四钱　苦桔梗五钱　生薏仁一两　中川朴二钱　苏叶五钱

姜佐景按：据史惠甫兄言，二诊时病者已能与师对语，神情爽适，不若初诊时之但呼痛矣，稔知服药后，微汗出，一身尽疼者悉除。惟于咳嗽时，胸腹部尚觉牵痛耳。师谓本可一剂全愈，适值天时阴雨，故稍缠绵，乃加苡仁、厚朴、苏叶等与之。

自服第二方后，又出微汗，身热全除，但胸背腹部尚有微痛，游移不居。又越一日，病乃全瘥，起床如常人。

第二二案　麻黄杏仁甘草石膏汤证其二

曹颖甫师医案

曹颖甫师医案：冯蘅荪，嵩山路萼庐账房。十月廿九日始而恶寒，发热，无汗，一身尽痛。发热必在暮夜。咳而咽痛。

其病属营，而恶寒、发热、无汗，则其病属卫。加以咳而咽痛，当由肺热为表寒所束，正以开表为宜。

净麻黄三钱　光杏仁四钱　生石膏五钱　青黛四分（同打）　生甘草三钱　浮萍三钱

桂枝汤证，或以服药故，或以病能自然传变故，可一变而为白虎汤证。同理，麻黄汤证可一变而为麻杏石甘汤证。此可证之以大论。曰："发汗后不可更行桂枝汤，汗出而喘，无大热者，可与麻黄杏仁甘草石膏汤。"此言本属麻黄汤证，予麻黄汤发汗，孰知药剂太重，竟致肺部转热，虽汗出而仍喘。浅人无知，见无汗变为有汗，疑麻黄汤证转为桂枝汤证。初不知身无大热，热反聚于肺脏，而肺脏之邪，并非传于肠胃也。经文俱在，可以复按。

余前谓白虎汤为桂枝汤之反面，今当续曰：麻杏甘石汤为麻黄汤之反面。此说当更易明了。何者？二汤中三味相同，所异者，一为桂枝，一为石膏。而后知麻黄汤证为寒实，麻杏甘石汤证为热实。攻实虽同，寒热不一。麻黄汤证有喘，麻杏甘石汤证亦有喘。其喘虽同，而其喘之因不一。喘为肺闭，而其所以闭之因不一。人当健时，肺部寒温调匀，启阖合度，无所谓闭。及其受寒则闭，受热则亦闭。闭者当开，故均用麻杏以开之，甘草以和之，而以桂枝、石膏治其原。于是因寒而闭者开，因热而闭者亦开，仲圣制方之旨，于焉大明！

第二三案　麻黄杏仁甘草石膏汤证其三

姜佐景笔记

姜佐景曰：前年三月间，朱锡基家一女婢病发热，请诊治。予轻剂透发，次日热更甚，未见痧点。续与透发，三日病加剧，群指谓猩红热，当急送传染病医院受治。锡基之房东尤恐惧，怂恿最力。锡基不能决，请予毅然用方。予允之。细察病者痧已发而不畅，咽喉肿痛，有白腐意，喘声大作，呼吸困难不堪，咯痰不出，身热胸闷，目不能张视，烦躁不得眠。

此实烂喉痧之危候，当与：

净麻黄钱半　生石膏五钱　光杏仁四钱　生草一钱

略加芦根、竹茹、蝉衣、蚤休等，透发清热化痰之品。服后，即得安睡，痧齐发而明，喉痛渐除。续与调理，三日全愈。事后婢女叩谢曰：前我病剧之时，服药（指本方）之后，凉爽万分，不知如何快适云。意者醍醐灌顶可以仿佛形容之欤！

姜佐景按：夫麻疹以透净为吉，内伏为凶，尽人所知也。而透之之法却有辨别。盖痧毒内伏，须随汗液乃能外出。而汗液寄汗腺之内，须随身热乃能外泌。故痧前之身热乃应有之现象。惟此种身热亦有一定之标准，过低固不可，过高亦不佳。事实上过高者少，过低者多，故用药宜偏于温，万不可滥用凉剂以遏之。及痧毒正发之时，小儿身热往往过度，与未发前成反比。不知身热过重又妨痧毒之外透。此时热迫肺部则喘急，热蒸汗腺则汗出，热灼心君则神昏，热熏痰浊则干咳，此为麻杏甘石之的证，重剂投之，百发百中，又岂平淡之药所能望其项背哉？

疹病之兼喉病者，中医谓之烂喉痧，西医称之曰猩红热。西医治本病主先隔离，视为第一等急性传染病。中医治此，似无若此慌张。丁甘仁先生擅治此病，其治法大意，略曰：喉痧当以痧为本，以喉为标，但求痧透，则喉自愈，可谓要言不烦。而本汤之治喉痧所以得特效者，即此故也。痧毒攻喉，则喉烂而为猩红热；痧毒袭肺，则呼吸急迫而为肺炎。

余尝治稔友挚甫之大公子发麻疹，用麻杏甘石汤加味而安。其疹颇稠，其证非轻，余坦然愈之，不以为意也。越日，二公子续发麻疹，治以同法。惟其性情较为强顽，不肯听母言安睡被中，常自一床跳跃至他床。疹发已逾四日，满面悉红，尚无回意，忽加呼吸急迫，鼻扇不已。余曾见鼻扇之证甚多，但从未有若是之剧者。当其吸气时，鼻叶自动用力向里吸入，两叶几合而为一，又加肩动以助之，呼气之后，又如是吸气，鼻叶直无宁时。使依西医法诊断，此为麻疹并发急性肺炎无疑。时挚甫远客川中，嫂夫人仓皇无主，余乃延虞师舜臣主诊。

先用开水送服琥珀抱龙丸一颗，以折其热邪。续投汤药，仍师麻杏甘石法，内用麻黄纳入芦根茎中，两头扎好入煎，并加桑白皮以透肺热。其夜，抚孩四肢，忽觉微微作冷，鼻扇略缓，面赤略淡，属吉属凶，孰能决之？此嫂夫人次早所告余者。幸自次早起，四肢即转温，颜面之疹倍稠于前，色加红，鼻扇渐定，至是方敢云出险。此又中医能治急性肺炎之一例。至西医谓肺炎乃麻疹之合并病，就医师立场之利害言，我可从其说，就医学立场之真理言，我不能无疑。何者？彼患麻疹者倘能服药合度，调护得法，即不致续发肺炎，抑亦何耶？

顾本汤之用却又不限于喉痧及肺炎，凡属肺热生痰，因痰生喘者，本汤皆能治之，且已验之屡矣。然考之西医说，于肺病有急性慢性气管支炎、肺炎、肺水肿种种名目，究其理，不外因细菌或尘埃之侵入而生炎灶，以致气管支等部分分泌黏液，闭塞孔道，转致呼吸窒塞，预后不良，与吾中医说谓肺津为热熏灼，变为痰涎，因而痰声如锯者，如出一辙。使用麻黄、杏仁以开其肺气，生石膏以清其热，甘草以和其中，吾知其必可效也。

本汤条文曰：“发汗后（又曰下后），不可更行桂枝汤，汗出而喘、无大热者，可与麻黄杏仁甘草石膏汤”云云。而恽铁樵先生竟欲易之为“无汗而喘、大热”者，不知麻黄汤证，由或未发热进为发热，其证势为由郁而发。麻杏甘石汤证，由身大热转为身无大热，其证势为由表入里（如邪由肺传脑，则身热更微矣）。惟其逐渐由表入里，由寒化热，故无汗渐转为汗出。独其喘则必不除。然后知“热喘”二字实为本汤之主证。得此一隅，庶几三反。而经文煌煌，乃可凭私意以涂改之耶！

恽先生又曰：“本汤可治白喉初起。”此言殊可商。盖真正之白喉忌表，当以养阴解毒为主。或者恽先生之所谓白喉，实喉痧之误。王润民先生曾畅发此义，兹不赘。

第二四案　麻黄杏仁甘草石膏汤证其四

姜佐景医案

姜佐景医案：王左，乳蛾双发，红肿疼痛，妨于咽饮，身热，微微恶风，二便尚自可，脉微数，舌微绛。

宜辛凉甘润法。

薄荷一钱（后下）　杏仁三钱　连翘二钱　象贝三钱　桑叶二钱　生草钱半　赤芍二钱　蝉衣一钱　僵蚕三钱（炙）　桔梗一钱　马勃八分　牛蒡二钱　活芦根一尺（去节）　另用玉钥匙吹喉中

姜佐景按：当九十月燥气当令之时，喉病常多，其轻者但觉喉中梗梗然妨于咽饮，其略重者则咽喉两关发为乳蛾，红肿如桃。西医称此为扁桃腺肿，治之每用刀割。报载影后胡蝶尝患此，受治于西医，费千金而愈。中医治此，似不须如此小题大做，但须照上列方随意加减，可以一剂知，二剂已。计药所费，当不出一元之数，与千金相较，奚似？蛾退之后，悉如常态。若夫言割法，试问皮肤受蚊咬而发肿，可以削之使平乎？至若乳蛾渐由红肿而化白腐，或生白点，可加玄参一味以治之，其效如神。若更由白腐而化脓，乃可用刺法，使脓出亦愈。然使早用辛凉甘润，必不至如此地步，此辛凉甘润法之所以可贵也。

有一派喉科医生治喉，喜用苦寒之药，如板蓝根、川连、地丁、人中黄之属。服后，虽可暂折邪气，每致郁而不宣，牵延时日，甚或激成白喉之属，至堪危虑。凡患乳蛾因服苦寒药不解，续进辛凉甘润药者，则见效必较缓，甚或初剂二剂竟毫不见效，余试之屡矣。又有一派医生治喉，喜用重腻育阴之药，如生地、麦冬、石斛、沙参之属，竟重用至八钱一两者，以此治乳蛾，亦不能速愈。友人谢君维岐，籍隶吴县，患喉痛小恙，名医与以育阴重剂，多费而少效。余卒用辛凉轻剂，一服见功，二服全愈。此辛凉甘润法之所以可贵也。吾重言之，不觉辞费。

至是，读者必将哗然曰：辛凉甘润是温热家法也，今乃娓娓称之，姜佐景殆神昏谵语乎？岂其舍经方实验录，而改作时方实验录乎？敬答曰：非也。辛凉甘润乃仲圣大法，温热家不过伸言之耳。何以谓辛凉甘润乃仲圣之法？曰：辛凉甘润四字乃麻杏甘石汤之别称也。谓吾不信，请察下表。

麻杏甘石汤

麻黄…………辛

石膏…………凉

甘草…………甘

杏仁…………润

辛凉甘润法

吾知读者得此，必将哑然失笑曰：有是哉！然此犹为未足，我今更道其详。夫依鞠通言，所谓辛凉轻剂者，桑菊饮是也；所谓辛凉平剂者，银翘散是也。我今竭此二方之药，更益以近人所习用者，分为四组，列之如下：

第一组：淡豆豉，芥穗，浮萍，薄荷，桑叶，菊花，连翘，蝉衣，佩兰。

第二组：贝母，杏仁，竹茹，莱菔，僵蚕，牛蒡，桔梗，蒌皮，枇杷叶。

第三组：银花，赤芍，滑石，竹叶，苇茎。

第四组：人中黄，甘草，梨皮，蔗浆，地栗。

以上第一组药九味，功在解表，试问能出麻黄之范围否？第二组药九味，功在化痰，试问能出杏仁之范围否？第三组药五味，功在凉血，试问能出石膏之范围否？第四组药五味，功在生津，试问能出甘草之范围否？然则统辛凉甘润法之妙药，总不出麻杏甘石汤之范围，一经指出，彰彰明甚。故谓辛凉甘润药系从麻杏石甘汤脱胎，向平淡方向变化，以治麻杏甘石汤之轻证也可，若谓辛凉甘润法为温热家创作，能跳出伤寒圈子者，曷其可哉？

叶氏《幼科医案》曰："春月暴暖忽冷，先受温邪，继为冷束，咳嗽痰喘最多。……夫轻为咳，重为喘，喘急则鼻掀胸挺。"此实麻杏甘石汤之的证，使及时投以麻杏甘石汤重剂，则药到病除，何致有"逆传心包"之危？依佐景临床所得，本汤证以小儿患者居多，且多发在冬春之间，与夫白虎加桂枝汤证之多发于夏日及大人者悉相反，与叶氏所言颇合，是叶氏乃明知麻杏甘石汤者也。吴氏鞠通亦知之，故虽在《条辨》"上焦"、"中焦"二篇隐而不言，及在"下焦篇"第四十八条，即不复藏匿。曰："喘，咳，息促，吐稀涎，脉洪数，右大于左，喉哑，是为热饮，麻杏甘石汤主之。"然则温热诸家果能识麻杏甘石汤证，并即以此为基础，更从而变化之，扩充之，欲自成为广义之温病学说，实无疑义。惜乎不肯道破根源，反欲求分庭抗礼。其学力独到处，可以令人佩仰；其礼貌未修处，殊不可效尤。独怪今之一般医师，读温热书而忘《伤寒论》，更不晓温热病在《伤寒论》中之出处，欲求愈疾，抑亦难矣。故余敢作公平之论，曰：温热家之说并非全错，时方轻方并非全不可用，但当明其与伤寒经方间之师承贯通处，然后师经方之法，不妨用时方之药，且用之必更神验，此为亲历之事实，所可忠告于同仁者也。

余前谓白虎汤证有非由桂枝汤证传变者，同理，麻杏甘石汤证有非由麻黄汤证传变者。使其一见而为麻杏甘石汤证，医必曰：此温病也。叶香岩曰："温邪上受，首先犯肺。"旨哉斯言。于是桑菊银翘滔滔而来，病轻者幸愈，病重者竟至"逆传心包"。呜呼！若而人者，不学无术，其安知麻杏甘石汤本可免逆传心包乎？安知首先犯肺者不但为温邪，且有时属寒邪上受，即是麻黄汤证乎？安知麻黄汤证化热之后，即是麻杏甘石汤证乎？又安知伤寒传足，温病传手，悉是杀人之邪说乎？我敢实告读者，我非神昏，我不谵语！

今岁腊月，一同乡何姓小孩，住菜市路一百号煤炭店楼上。病鼻扇，喘息不宁，汗出微黏，便溏带臭，身微热。

先日曾经他医投辛凉轻剂，绝不见效。余曰：汗出而喘，无大热者，麻杏甘石汤主之。因即予本汤轻剂，略加蝉衣、桔梗、芦根，以助透发。次日据报，病大减，喜吮乳矣。乃就原方去麻、石，加轻药，悬拟予之。三日，病又急，不得已抽暇前往亲诊，依然赖麻、石而安。

嘻，麻杏甘石之足以去病，辛凉淡药之莫能逐邪，有如是者！是故余谓辛凉甘润是发源于麻杏甘石，但治麻杏甘石之轻证一说，乃从临床实验中细心体察而来，绝非文字上之偶合。使我但藉雕虫之小技，空添诸君酒后之资、茶余之助，则《经方实验录》同是可焚之书，安有价值足言？使其不然，诸君中有未曾用过麻杏甘石汤者，他日遇此的证，不解于他医之辛凉轻剂，乃用此汤而获效者，方是本录发扬权威之时，亦正仲圣绝学复兴之日也。

曹颖甫曰：治病用药，当观其通，苟得其空灵妙悟，则牛溲马勃败鼓之皮，何尝非活人之圣药？予亡友丁甘仁先生云：古人于重证始出方治，今人用之于类似之证，往往失效，非古方之不可用也，为其药石之太过也。药力太过，则当择药力稍轻者而代之。无如近代医生见避重就轻之有效，竟废古方而不用，一人倡之，百人和之，遂成积重不反之势，医道所以日趋于苟简耳。今姜生具此通识，使甘仁先生可作，吾知必许为通才，谓不料有此再传弟子也。

第二五案　葛根黄连黄芩汤证其一　姜佐景医案

姜佐景医案：李孩，疹发未畅，下利而臭，日行二十余次，舌质绛，而苔白腐，唇干，目赤，脉数，寐不安。

宜葛根芩连汤加味。

粉葛根六钱　细川连一钱　淮山药五钱　生甘草三钱　淡黄芩二钱　天花粉六钱　升麻钱半

姜佐景按：李孩服后，其利渐稀，痧透有增无减，逐渐调理而安。湘人师兄亦在红十字会医院，屡遇小孩发麻疹时下利，必治以本汤，良佳。又有溏泄发于疹后者，亦可以推治。

麻疹之利属于热者，常十居七八，属于寒者，十不过二三，故宜于葛根芩连汤者十常七八，宜于理中汤或桂枝人参汤者十不过二三。一或不慎，误投汤药，祸乃立至，可不畏哉！

今人每以葛根芩连汤证之利为协热利，实则葛根芩连汤证之利虽属热性，仲圣并未称之为协热利，至桂枝人参汤证之寒性利，反称之为协热而利。盖协热者，犹言挟表热也，此不可不知。

太阳病，当解表，若不予解表，而用治阳明法以下之，则变证。但或从寒化，或从热化，每无定局。正气盛者多从热化，正气衰者则从寒化。仲圣云："太阳病，外证未除，而数下之，遂协热而利，利下不止，心下痞鞕，表里不解者，桂枝人参汤主之。"此从寒化之例也。又曰："太阳病，桂枝证，医反下之，利遂不止，脉促者，表未解也，喘而汗出者，葛根黄连黄芩汤主之。"此从热化之例也。本条有余意，有省文，若欲知其详，而不嫌辞赘者，可在"也"字下，加"宜葛根汤，若利不止"诸字样，则经旨明矣。意谓桂枝汤证因下伤津，利不止亦伤津，而脉促近于浮，为表未解，故宜葛根汤，以解其表，而养其津。若表解之后，内热甚炽，肺受热灼而喘，汗受热蒸而出者，当用葛根芩连汤以直折之。

余前谓桂枝汤证化热，则为白虎汤证，麻黄汤证化热，则为麻杏甘石汤证，今当续为之说，曰：葛根汤证化热则为葛根芩连汤证。征之于临床，考之于经文，历历不爽，我岂好为异说，故作矜奇者哉？

曹颖甫曰：表未解者，必不汗出，盖利不止而脉促为表未解。表未解者，宜葛根汤。利不止而喘汗，为表病入里，则宜葛根芩连汤。脉促为脉紧变文，前于《伤寒发微》中已略申其旨。固知葛根芩连汤惟已经化热者宜之耳。惟其化热者宜之，而舌苔白腐，唇干目赤，乃无乎不宜，不惟热利为然也。

第二六案　葛根黄连黄芩汤证其二　姜佐景医案

姜佐景医案：孙宝宝，住厅西路。初诊：满舌生疮，环唇纹裂，不能吮饮，饮则痛哭，身热，溲少，脉洪而数，咳嗽，口渴，常烦躁不安，大便自可。

拟葛根芩连汤加味。

粉葛根四钱淡黄芩钱半小川连六分 生甘草三钱灯心三扎活芦根一尺

姜佐景按：孙君维翰，友人也。其小公子未二龄，甚活泼可爱，体肥硕，肖其父。每患微恙，余必愈之。顾以事繁，常无暇面诊，有时仅凭孙君之陈述而疏方焉。一日，孙君又言其孩身热、咳嗽、口渴、不安云云。当遥拟辛凉轻剂与之，服之二日，不差反剧。谓口舌生疮矣。当请面诊，允之。细察之下，乃知本为葛根汤证，今乃化热进而为葛根芩连汤证矣。葛根汤证何以化热变剧？盖辛凉轻剂不胜重任故也。

孙孩服此之后，将一剂而愈乎？曰：不然。次日，其病不增不减，仅维原状而已。何以故？盖药量不足故也，尤以黄连之量殊轻，随俗浮沉，我病不能自拔。

二诊：口疮，投葛根芩连汤，不见大效，宜进一步，合承气法。

粉葛根四钱　细川连八分　生川军二钱　生甘草三钱　淡黄芩钱半　枳实钱半　玄明粉钱半（分冲）

姜佐景按：又次日，孙君来告，此方之效乃无出其右，服后一小时许，能饮水而不作痛状，夜寐甚安。越宿醒来，舌疮大退，肯吮乳。嘱减量再服，遂愈。乃知大黄内服，却胜冰硼外搽，因此散我固曾用于二三日前也。

葛根汤证化热，为葛根芩连汤证，葛根芩连汤证化热，则为承气汤证。我因失治缓治于先，故补治急治于后，不待其大便闭结，而审其即将闭结，预用硝黄以图之，此急治补治之说也。然设使我能及时重用葛根芩连，又何需乎硝黄？我能及时重用葛根汤，又何需乎芩连？溯本穷源，为医者不当若是乎？

昔我治一妇人，舌尖下发一白点，渐内蚀，饮食辄痛，不能触咸味，尤不可碰热菜。

我曰：此属热，宜师白虎汤，服石膏。妇服之数日，腐点不动，而胃纳反差。闻人言，服黄连可效，竟一剂而愈。我乃恍然若闻道，知葛根芩连汤与白虎汤本属并肩，各有主治，不容混淆，设使互易为治，必两不奏功。阅者倘犹以此为未足，而欲详二汤之异趣者，请续察下案拙按。

曹颖甫曰：葛根芩连汤既为化热而设，服之不效，肠胃燥实即为热病之结果，故佐景谓合承气法为进一步也。

第二七案　葛根黄连黄芩汤证其三　姜佐景医案

姜佐景医案：自服方案缺

粉葛根四钱　生甘草三钱　淡黄芩二钱　黄连一钱　京赤芍三钱　密蒙花钱半

姜佐景按：本方余备以自服者也。然余不下利，不生口疮，用此安为者？曰：用此以治目赤，西医所称眼膜炎者是也。余先微伤于风，风去而目赤，晨起多眵，封目不易张，张则梗梗然若有物触犯之者，随服本方。服药之时，适史惠甫、唐崇景二兄来访。余告以病情，并请试猜药属何方，二兄莫能中也。不须再剂，不必忌口，眼膜炎退。

惠甫默识吾葛根芩连汤可治目赤之言，越日，访姨母，适见表弟病目赤不能张，身大热，神糊谵语，不下利，头中剧痛。其人服务于江南造船厂，曾经医治，不愈反剧，佥谓冬温难治。

惠甫与葛根芩连轻剂，不加他药。又次日，往视，神昏、谵语、头痛、目痛悉愈，惟眼膜之炎未退。嘱服原方。又越二日往视，眼膜之炎退其半。仍嘱服原方。其全愈可操左券者，不待言矣。

适《北平文医》半月刊递至，内载张玉珍先生作“经方验案”一则，颇足与本案互相发明。敢摘录如下，以证吾言。张先生曰：“本村有张志瑞者，年六十，业农。七八年前，偶得眼鼻剧痛之症，医治月余乃愈。二十三年秋，复犯一次，半月乃愈。上月初间（旧历），旧症复发，眼睛、鼻孔疼痛异常。先延某西医眼科专家施以止痛治疗，丝毫未效。翌日，其家人向余求治。余与病者既为同乡，又为同姓，立即驰往。及至其家，见其以头触地，弓腰伏卧，呻吟呼喊之声达于户外，问之，则曰眼睛、鼻孔疼痛异常，非如此呼喊呻吟，以头触地，不能减其疼也。且每次都是这样，惟此次又加泄利，身热耳。诊之，脉象洪数。

因思《伤寒论》中阳明经证有目痛鼻干之文，腑证有胃家燥热之说。今泄利虽非燥热，亦定为胃肠湿热所致。彼《伤寒论》中之葛根黄芩黄连汤恰与此证相合。遂以此汤加桑叶、菊花、夏枯草、滑石与之，一剂而愈。考吾国古圣之经方，苟用之对症，莫不效如桴鼓。今西医束手无策之症，而我国古方竟能一药而愈者，非一证乎？”

然则葛根芩连汤既可以治下利，又可以治口疮，又可以治目赤，更可以治鼻疼，延而伸之，还可以治他病。一汤之用何其广也？曰：欲答此题，当明葛根芩连汤证之病所何在。欲明葛根芩连汤证之病所何在，当明葛根汤证之病所何在，容顺次述之。

我所谓“病所”云者，有异于西医之“病灶”也。西医所称之病灶，精而详，我所说之病所，略而约。夫约略者无如精详者美，此尽人所知也。然而精详者有时而穷，约略者乃可泛应万病。故二者高下之分，似尚未可以片言折之。今姑置此而勿论，桂枝汤证之病所，言其里，则偏于胃。麻黄汤证之病所，言其里，则偏于肺。葛根汤证之病所，言其里，则偏于血脉神经，而项背为脑脊髓神经分布之地，故患葛根汤证者，其项背独强几几。

白虎汤证之病所同桂枝汤，偏于胃；麻杏甘石汤证之病所同麻黄汤，偏于肺；葛根芩连汤证之病所同葛根汤，偏于血脉神经。故白虎汤证与麻杏甘石汤证之病所发有定处，若葛根芩连汤证之病所则发无定处。诚以血脉神经本周布于一身，而一身之血脉神经未必尽病，不过病其一部。《经》云“邪之所凑，其气必虚”，即血脉神经较为脆弱之部，则受邪而病之谓。发于肠部，则为下利；发于舌部，则为口疮；发于眼部，则为目赤；发于脑部，则为痉或脑膜炎之类。观此，葛根芩连汤之所以得泛应诸病者，实以本证之病所本无定处故也。

《难经》曰：“温病之脉，行在诸经，不知何经之动也，各随其经所在而取之。”与所谓中风、伤寒、湿温、热病之脉有定象者独异，而与我所谓葛根芩连汤证发无定处者，隐约中若合符节。我不敢据此以通释《难经》、《伤寒》，然其义至足长思也。（《难经》中所谓五种伤寒，依鄙见，大论中皆有主方，详第二集）。

钟志和先生作：“吾人对于流行性感冒应有之认识”略云：“吾人连日读报章所载，英国流行性感冒传染极盛，死亡颇多。据调查所得，前星期因患该证而死者为数达一千一百三十七人，而本星期则已增至一千一百五十五人，其传布之迅速以及其死亡率之众多，已足惊人。查此证系一大流行病，属急性传染病之一种，为地方性流行性或散发性。在前世纪曾大流行四次。至于一九一七至一九一八年，则为近年来第三次大流行。势甚汹涌，流行全球，各国死亡极多。一九二一年曾流行于远东，传布达于全球，但疫势非剧。按该病之流行每一地方，大抵经六至八星期之久，其疫潮所至，难有幸免者。如在大流行之时，几占全人口百分之四十或较强，则其传染性之剧烈，实有令人寒齿恐惧者也。今英国既经流行，一旦因交通之便而传入我国，虽云死亡率不甚高，然一经传染，身体因而虚弱，影响终身康健者，为害非浅，吾人岂可漠视不顾，而不加紧预防，更可对该症无深切之认识乎？本证依其种类之不同，分作：（1）呼吸系统类——呼吸道自鼻部以达于肺各部，均可受累，病轻者现卡他耳症状，惟身体极感疲乏，其危重者每现支气管炎，胸膜炎，肺炎等状。（2）胃肠（即消化系统）类——现下痢、恶心、呕吐、口臭、舌苔、厌食、头痛、吐酸、腹痛，甚或大泻，而呈脑力虚脱者，孕妇易起流产。（3）神经系统类——头痛、晕眩、神经痛、不眠、精神亢奋，或因之发神经炎、脑炎、脑膜炎、癫痫、精神病等。”（录二十六年二月十六日《申报·医药专刊》）。

然则西医所谓流行性感冒之属于呼吸系统类者，即吾所谓麻黄汤麻杏甘石汤证是；其属于消化系统类者，即吾所谓桂枝汤、白虎汤证是；其属于神经系统类者，即吾所谓葛根汤、葛根芩连汤证是；其曰“大流行势甚汹涌，各国死亡极多”者，即仲圣所谓“余宗族素多，向余二百，建安纪年以来，犹未十稔，其死亡者三分之二，伤寒十居其七”是。此西医说《伤寒论》之可以通释者也。然彼重预防隔离，滋养注射，吾主望闻问切，寒热温凉，此治疗法则之未许强同者也。

白虎汤证不过为热象，其势较缓。麻杏甘石汤证，热之中夹闭象，其势较急。葛根芩连汤证，热之中夹毒象，其势较险。惟其毒剧，故生腐蚀，毒者，菌也，黄连苦寒，功能杀菌，故仲圣用以为主药。白虎汤证、麻杏甘石汤证传自不伤津之中风、伤寒，葛根芩连汤证传自伤津之温病，然则津伤者即贻毒菌之繁殖，津不伤者反是，此中宁无一贯之妙理？读者请自释之。

曹颖甫曰：凡病入于血分，则易于化热，易于生毒，若痈疽然。为其血分受灼，血郁而毒生也。故麻疹之从热化者尤为重要。推而言之，葛根芩连一方可以治下利，可以治目赤鼻疼。

去岁，予长孙患疹，目赤，下利，脉数。予适患眩晕重证，以此方语长子湘人。湘人竟不敢用，以致夭死，至今犹为心痛。附记于此，以志吾过。盖当时予不能握管，若使他人书方，或当有救，可惜也！

姜佐景又按：语云：旁观者清，当局者昧，信然。余能愈他人之肠痈，而不克治家岳之肺痈，即是一例。盖医者之治家人或至戚，每多情感作用于其间，反为理智之蔽。若治他人，省却顾虑，反易奏功。湘人师兄以一时姑息曲爱，竟遭丧明之痛者，恐亦坐此弊耳。师兄自后在红十字会医院施诊，屡遇小儿麻疹下利之重证，悉用葛根芩连愈之。病家感戴之真诚，有非言语可以形容者。然则三折肱成良医，亦情势之所必然也欤！

第二八案　葛根黄连黄芩汤证其四　曹颖甫师医案

曹颖甫师医案：徐左，美亚十厂，六月十二日。小便已，阴疼。乃治之不当，服某种丸药，以致大便日滞，小便转数，阴疼如故，足腿酸，上及背脊俱酸。胃纳不减，阙上略痛，

右脉滑大。

小便已，阴疼，此本大肠燥气，熏灼膀胱，《伤寒论》所谓宜大承气汤之证也。

胃纳不减者，阳明燥气用事也。

阙上略痛，阳明余热为病也。

右脉滑大，仍宜大承气汤。惟虚者不可重虚，姑宜葛根芩连汤加绿豆，以清下陷之热，而兼消丸药之毒。

葛根一两五钱　淡芩三钱　川连一钱　绿豆一两　生草一钱

姜佐景按：吾师所谓小便已阴疼，宜大承气汤者，义详《伤寒发微》。本汤之加绿豆，与葛根汤之加粳米，有异曲同工之妙。

本证当用大承气汤，以其虚，故退一步用葛根芩连汤。前案，以其实，故进一步合承气法。能进者病以速愈，能退者疾乃无危。夫进退之法，兵家之事也，今吾于医术亦云。且凡百证治皆然，第于本案发之。

曹颖甫曰：予用此方不过因热利而设，初未尝有退一步想，然亦何尝非退一步想也。小便已阴疼，原属当下之证，设非经西医妄下，何至不用硝黄。此与佐景加硝黄于本方中者适得其反。固知治病用药，当观其通，墨守成方，直土木偶人耳。观后文佐景所说病机之变化与用药之同异，可以恍然大白矣。

姜佐景又按：今合以上自桂枝至葛根芩连共六汤，列为一表如下：

麻黄汤证（太阳伤寒）——麻杏甘石汤证……病所偏于肺
桂枝汤证（太阳中风）——白虎汤证…… 病所偏于胃
葛根汤证（太阳温病）——葛根芩连汤证……病所偏于血脉神经

六汤中桂枝汤以桂枝为君药；麻黄汤以麻黄为君药；葛根汤以葛根为君药；葛根芩连汤以黄连为君药；白虎汤以石膏为君药；麻杏甘石汤似无君药可言，非无君也，合他汤之君以为君也。设有好事者欲为麻杏甘石汤立专君，我当首推苇茎。此君乃千金之子，最堪为万乘之君者也，一笑。

于此有一剩义焉，我将发之以为快。曰：桂枝汤证、麻黄汤证、葛根汤证皆带有表证，一经化热之后，则表证悉罢，而为白虎汤证、麻杏甘石汤证、葛根芩连汤证之纯里证，于是知“由表入里”乃外感疾病传变之第二原则。

第二九案　大承气汤证其一　曹颖甫师医案

曹颖甫师医案：方左，病延二候，阙上痛，心痛彻背，渴饮，大便八日不行，脉实。

虽今见心痛彻背，要以大承气汤主治。

生川军四钱（后入）　小枳实四钱　中川朴一钱　芒硝二钱（后入）　全瓜蒌五钱

曹颖甫/拙巢注：下后，胸膈顿宽，惟余邪未尽，头尚晕。乃去硝黄，再剂投之，即愈。

姜佐景按：大论曰："问曰，阳明病外证云何？答曰，身热，汗自出，不恶寒，反恶热也。"此概统白虎、承气而言之。若求大承气汤之全部症状，当为：

一、大便不行，腹痛拒按，此以胃中有燥矢故也。二、阙上痛，《内经》以阙上属喉间病，此概以气色言之，若阳明燥气上冲及脑，则阙上必痛，其不甚者则但胀耳，王慎轩先生首言之，而吾师亲验之。三、右髀有筋牵掣，右膝外旁痛，此为吾师所独验而得之者。四、脉洪大而实，然亦有迟者。五、日晡潮热。他若舌苔黄燥厚腻，大渴引冷，当在应有之例。然此不过言其常耳，若下列诸案所引，则其变也，知常知变，乃可与言大道。

吾师善用诸承气汤，历年治阳明实证，十九全愈。虽不能尽如陆九芝氏所云阳明无死证，然似可告无罪于仲圣矣！人见吾师用承气之善，乃有"曹一帖"之尊称，复有"曹承气"之雅号。不知若而人者，皆非真能知吾师者也。何以言之，吾师之用药也，麻、桂、膏、黄，柴、芩、姜、附，悉随其证而定之，绝不似世之名家，偏凉偏热，以执一为能事者。嗟乎！时至今日，医道陵替，桑、菊、栀、豉，贝、杏、蒌、杷，凌乱杂凑，不复成方，治轻病以此，治重证亦以此。骤见一二名士，能用桂、附，乃辄惊为天人，甘拜下风。适见其病之起，则咋舌叹服，以为卢扁复生，而其故莫知也。不起，则摇首太息，曰：医能医人之病，不能救人之命。竟忘桂、附而外，犹有硝、黄在也。故当其险证临前，束手无策之时，偶见一能用硝、黄之医，一剂而愈之，又不觉茅塞顿开，矇瞶遽启，曰：此"某承气"也，此"某一帖"也。噫，以管窥天，以蠡测海，何其陋也！余敢宣告于众曰：凡仲圣所称某某汤主之云者，此皆一剂知、二剂已之方也，倘能药量适合，则一帖愈病，原属平淡无奇之事，安足怪者？而《伤寒论》中之阳明病占全书篇幅四之一，于承气汤尤反复推论，其详备明确远出三阴诸方之上，然则硝、黄之用，复有何疑者？阅者能明此旨，是为知吾师者，是为知仲圣者。

今日中医之弊在不敢用下药，既如上述，而西医之拙，却在过用下药。凡外感病初起，西医大抵以清涤肠胃为先着，不知表未解，有内陷之虞，彼不暇问也。夫先解其表，后攻其里，是乃仲圣之大法，顺之者生，违之者危，中西医各宜矫正也。

曹颖甫曰：予遇贫病之家，病太阳而大便累日不行者，于方笺必书二方，一为麻黄汤，一为承气汤，令其先服前方，有汗即用后方，得下则表里之病皆愈。昔年治赵庭槐家用之，治缪桂堂亦用之，俱效，余则不复记忆矣。存此，以为先解表、后攻里之明证。

第三〇案　大承气汤证其二　曹颖甫师医案

曹颖甫师医案：若华忽病头痛，干呕。服吴茱萸汤，痛益甚，眠则稍轻，坐则满头剧痛，咳嗽引腹中痛，按之，则益不可忍，身无热，脉微弱，但恶见火光，口中燥。

不类阳明腑实证状。盖病不专系肠中，而所重在脑，此张隐庵所谓阳明悍热之气上循入脑之证也。按即西医所谓脑膜炎之类。及其身无热、脉微弱之时，而急下之，所谓釜底抽薪也。若身有大热、脉大而实，然后论治，晚矣。

生川军三钱　芒硝三钱　枳实四钱　厚朴一钱

姜佐景按：若华女士服本方后约三小时，即下，所下非燥矢，盖水浊也，而恙乃悉除，不须再诊。是时，余按日从师受课，故知之稔。

夫满头剧痛，病所在脑也。一下而愈，病源在肠也。合而言之，所谓上病下取，治求其本也。盖肠中既燥，胃居其下，声气互通，乃亦化热。

胃有神经上通于脑，辗转相传，脑神经受热熏灼，故发为满头剧痛。抑又肠胃燥实者，周身血液亦必随之化热，其敷陈血管壁间之诸神经，自受同一之影响。而脑部为全身神经之总汇，枢机重要，所系更钜，故非特满头剧痛，甚且神昏谵语，发狂喜妄。考之抵当汤证有发狂之象，桃核承气汤证有如狂之状，此皆血热影响于脑神经之明证。故用药总不离乎硝黄，无非脱胎于承气汤，深足长思也。然肠热有易犯脑者，有不易犯脑者，则其人之神经脆弱与否殊为一大主因，要以脆弱者易被犯，如本案所载者是，其理极显。又小儿神经脆弱，故惊厥之病特多。

曹颖甫曰：阳明证之头痛，其始则在阙上，甚则满头皆痛，不独承气汤证有之，即白虎汤证亦有之。且阳明府实证燥气上冲，多致脑中神经错乱，而见谵语头痛。或反在大便之后，无根之热毒上冒，如大便已，头卓然而痛可证也。惟肠中有湿热蕴蒸，其气易于犯脑，为水气易于流动，正如汤沸于下，蒸气已腾于上，不似燥矢之凝结必待下后而气乃上冲也。此证但下浊水，即可证明湿热之蕴蒸阳明。不然，目中不了了，无表里证，大便难，身微热者，何以法当急下乎？

第三一案　大承气汤证其三　曹颖甫师讲授　姜佐景笔记

曹颖甫师曰：予尝诊江阴街肉庄吴姓妇人，病起已六七日，壮热，头汗出，脉大，便闭，七日未行，身不发黄，胸不结，腹不胀满，惟满头剧痛，不言语，眼张，瞳神不能瞬，人过其前，亦不能辨，证颇危重。

余曰：目中不了了，睛不和，燥热上冲，此阳明篇三急下证之第一证也。不速治，行见其脑膜爆裂，病不可为矣。于是遂书大承气汤方与之。

大黄四钱　枳实三钱　川朴一钱　芒硝三钱

并嘱其家人速煎服之，竟一剂而愈。盖阳明燥气上冲颠顶，故头汗出，满头剧痛，神识不清，目不辨人，其势危在顷刻。今一剂而下，亦如釜底抽薪，泄去胃热，胃热一平，则上冲燥气因下无所继，随之俱下，故头目清明，病遂霍然。非若有宿食积滞，腹胀而痛，壮热谵语，必经数剂方能奏效，此缓急之所由分。是故无形之气与有形之积，宜加辨别，方不至临诊茫然也。

姜佐景按：余尝见一男子病者，神志恍惚，四肢痉厥，左手按额上，右手按其阴器，两足相向弯曲而崛起。旁人虽用大力，不能使之直伸，目张而赤，近光则强闭，脉凌乱隐约，大便多日不行，数日来头痛，病起仅七八日，服药五六日，即至如此地步。据谓前曾宿娼患疮，外治而愈。

余曰：此大承气证失治者也。顾口噤药不能下，侍者用简便法，纳甘油锭于其肛中，凡三次，毫无效验。惜无亲人作主，不能试胆导法。次日，汗出夜毙，是可悯也。

又一男子病者，感病数日，腹中微痛。医以四逆散作汤与之，痛略差，而目中之不了了更显，与之言，半是半非，其夜即毙。

由上实验证之，目中不了了、睛不和，确为至危至急之候。虽伤寒不过六七日，无表里证，身但微热，大便但难而不结，即为实，当急下之，宜大承气汤。仲圣笔之于论，固甚明了也。果能治之得法，获效亦捷，如本案所示者是。

以今日之生理释之，目中不了了、睛不和，即为脑病之外征。缘脑神经纤维出于后脑之下部者十有二对，其系于目睛者四对焉，曰视神经、曰动眼神经、曰滑车神经、曰外展神经。故外见目疾，内实脑病。较之上案所言仅满头剧痛者，其病为更胜一筹，其情为更急一等，其方药分量当更重若干，而治无第二法门，舍大承气莫属也。

虽然，大论又曰："伤寒，若吐、若下后，不解，不大便五六日，上至十余日，日晡所发潮热，不恶寒，独语，如见鬼状，若剧者，发则不识人，循衣摸床，惕而不安，微喘，直视。脉弦则生，涩者死。微者，但发热、谵语者，大承气汤主之。"可见脑神经病至于不识人、至于独语如见鬼状、至于循衣摸床、至于脉涩，其微者大承气汤尚可得而主之，其剧者纵投本汤，亦无效矣。试推求其无效之故安在？曰：大承气但能治肠热之病源，不能治神经之病所，病源虽去，而病所燎原之势已成，诸神经悉受烧灼，故外见种种恶状，卒致不救也。然则当此时也，将何药以救之乎？曰：有之，其惟羚羊角乎。《本草纲目》曰："本品平肝舒筋，定风安魂，散血下风，辟恶解毒，治子痫、痉疾"云云。所谓恶者，毒者，因热而生也；所谓肝者、筋者，即指神经也。热毒熏灼神经，则见痉挛抽搐，是即所谓肝风动阳。羚羊角能凉和神经，使之舒静，故用之得法合量，可以治大承气所不能治之证。他药如石决、钩钩、蝎尾、蜈蚣，皆可以为佐。张氏锡纯善用本药，余心折之。

曹颖甫曰：恽铁樵治王鹿萍子脑膜炎，用羚羊角、犀角奏效，此王鹿萍子亲为予言之。证以佐景所言，益复可信。足见治危急之证，原有经方所不备，而藉力于后贤之发明者，故治病贵具通识也。

第三二案 大承气汤证其四 曹颖甫师讲授 姜佐景笔记

曹颖甫师曰：陈姓少年，住无锡路矮屋，年十六。幼龄丧父，惟母是依，终岁勤劳，尚难一饱。适值新年，贩卖花爆，冀博微利。饮食失时，饥餐冷饭，更受风寒，遂病腹痛拒按，时时下利，色纯黑，身不热，脉滑大而口渴。家清寒，无力延医。经十余日，始来求诊。

察其证状，知为积滞下利，遂疏大承气汤方。

怜其贫也，并去厚朴。计大黄四钱，枳实四钱，芒硝三钱。

书竟，谓其母曰：倘服后暴下更甚于前，厥疾可瘳。其母异曰：不止其利，反速其利，何也？余曰：服后自知。

果一剂后，大下三次，均黑粪，干湿相杂，利止而愈。此金匮所谓"宿食下利，当有所去，下之乃愈，宜大承气汤"（点校者按：《金匮要略·呕吐哕下利病》第 39 条：下利，脉反滑者，当有所去，下乃愈，宜大承气汤。）之例也。

姜佐景按：大论曰："少阴病，自利清水，色纯青，心下必痛，口干，咽燥者，急下之，宜大承气汤。"可以互证。《温疫论》曰："热结旁流者，以胃家实，内热壅闭，先大便闭结，续得下利，纯臭水，全然无粪，日三四度，或十余度，宜大承气汤，得结粪而利止。服汤不得结粪，仍下利，并臭水，及所进汤药，因大肠邪胜，失其传送之职，知邪犹在也，病必不减，宜更下之。"延陵吴又可先贤能言此，诚不愧为仲圣之入室弟子矣。

客曰："仲景论伤寒，又可论温疫，子乌可混而一之？"曰："吁！是何言也？仲圣曰：'观其脉证，知犯何逆，随证治之。'客知此大义乎？吾中医之长处，即在能识此证字，苟察病者所犯为大承气汤证，则投以大承气汤；所犯为四逆汤证，则投以四逆汤。服汤已，其效若响斯应，则其前病之何名，初可勿拘拘也。伤寒家曰：此伤寒也，此自利清水也，此呕吐而利，是名霍乱也；温热家、温疫家曰：此温病也，此温疫也，此热结旁流也，此绞肠痧也；推而至于西医师曰：此急性传染病也，此肠炎也，此虎列拉也。余曰，凡此所称，皆是也。然使医者不识其证，而误投方治，则其所称之病名虽合，皆非也。由是论之，有清二百余年，医家辈出，只知伤寒、温病之争，不研数百证方之辨，此皆懵懂人也。降至近年，国医馆成立，为中医界辟一新纪元，弥足庆贺。然而衮衮诸公，尝惟病名之是论，或主从中，或主从西，笔墨纷争，案牍载途。反将中医学最着重之证与方，置而未问，卒也筑室道谋，用不溃成，冷眼静观，得毋与清人之失，同一覆辙，而无以负举国人士期望之殷殷乎？余也无似，于医学并未深造，初不敢妄有论列，致犯当世大家。然而骨鲠在喉，稍吐亦快。凡此所附论者，尚不过为吾所见之一极小微点，他日有暇，当畅陈拙怀，以就教也。"客唯唯而退。

曹颖甫曰：治病必求其本，故医者务识其病根所在，然后可以药到而病除。若泥于病名之殊异，多有首尾两端，始终不敢用药，以致人于死者，岂不惜哉？

姜佐景又按：柳氏谷孙，吾医中之贤者也，所著《温热逢源》一书，脍炙医林。兹录其治验二则，曰：

“光绪初年冬仲，徐君声之因欲服补剂，嘱为定方。予诊其脉，两尺浮数弦动而不静。

予谓据此脉证，当发冬温，补剂且从缓进。因疏方黄芩汤加生地，嘱其多服几剂。当其时，饮啖如常，并无疾苦，勉服三两剂，即停不服。

迨十二月十七，忽振寒、发热，两日后渐觉神情昏糊困倦，热势蒸郁不达，神呆，耳聋，面垢。

此少阴伏邪化热外达，其势外已入胃，而内发于阴者，尚未离少阴之界，而并有窜入厥阴之势，病情深重而急。

予以至戚，谊无可诿，不得不勉力图之。先与栀豉黄芩二剂，继进清心凉膈法两剂，均无大效。而痉厥昏谵，舌燥唇焦，病势愈急。

乃用调胃承气加洋参、生地、犀角、羚羊、元参养阴清泄之品。两剂之后，始得溏粪如霉酱者二遍。间进犀、羚、地、芍、豆豉、栀、丹、芩、元参，养阴熄热，清透少阴之剂，而热似不减。

乃再与调胃承气合增液法，又行垢粪一次。此后即以此法与养阴清泄之法，相间迭用。自十二月二十三起至正月初十，通共服承气八剂，行宿垢溏黑者十余次，里热始得渐松，神情亦渐清朗。用养阴之剂，调理两月而全。

按：此证少阴伏邪本重，其化热而发也，设热邪全聚于胃，即使热壅极重，犹可以下泄之药，背城借一，以图幸功。乃中焦之热势已剧，而伏热之溃阴分者，又内炽于少厥两阴之界，岌岌乎有蒙陷痉厥之险，不得已用助阴托邪之法，从阴分清化，使其渐次外透。其已达于胃者，用缓下法，使之随时下泄。战守兼施，随机应变，如是者将及两旬，邪热始得退清。假使攻下一两次后，即畏其虚而疑不能决，则其险有不堪设想者。然则焦头烂额得为今日之上客者，幸也！”

又曰：“长媳徐氏，戊戌七月患感冒，挟肝气发热、脘痛、呕恶不纳者五六日。八月朔，得大解颇畅。余谓大便一通，病可松也。不意至夜，寒热大作，恶心干呕，彻夜不止。

与左金、平胃、温胆、泻心均无寸效。至初五日，烦躁口渴，舌燥起刺。

予以其质弱阴亏，虑其不耐壮热，急思乘早击退，冀免淹缠。遂用凉膈合泻心法，佐以洋参、石斛等，连进两剂。得大解两遍，呕恶即止，而里热不减。间服养阴泄热药一二剂，大便仍不行，而舌苔灰黑转厚。

乃改用调胃承气合增液法，间日一进。每进一剂，即行一次，粪色或黄或黑，或溏或结。又进三次，至十五日，方中大黄重至五钱，乃腹中大痛，宿粪畅行。当时冷汗肢厥，几乎气脱不回。急进人参以扶正气，始能渐定。自此次畅行后，里热渐松，用药总以养阴扶胃为主。每间三四日，大解不行，即用人参汤送大黄丸药一服，或泻叶汤一盏，大便始行。而粪色仍黑紫如酱。

至九月初，乃能渐进米汤稀粥，然每至三五日大解不通，即觉胃热熏郁。须与清泄，得大解始平。至九月十九日，服泻叶汤后，忽然宿垢大行，得黑垢半桶之多。然后积热浊热始得一律肃清，不再有余热熏蒸矣。自初病至此，共用大黄三两零，元明粉一两零，人参参须二三两，洋参、麦冬各十余两，鲜地、石斛各一斤，其犀、羚、珠粉等味用数少者不计焉。

此证因阴虚质弱之体，患此大病，米饮不沾唇者一月，而得全性命者，缘自病迄今，始终以扶正养阴为主。故虽屡濒危殆，而卒获保全。其积垢行至一月有余而始净，则初念亦不及料也。然从此可知时病之余热不解，皆由积垢不清所致，断不可顾虑其虚，转致留邪生变也。

又：此证最易惑者，其脉始终细弱，毫无实象，惟将见证细意审察，究属体虚证实，惟有用洋参、鲜地、石斛、大黄，以养阴泄热为至当不易之治，碻守不移，始得回一生于九死也，亦幸已哉！”

足见柳氏治阳明实证用承气汤法，使邪从溏粪宿粪而解，近师又可、远宗仲圣，不失为治病能手。乃氏始终念念于少阴，不忘于伏气，得毋与张氏石顽同坐一失，而难免张公山雷之议乎？斯乃不能不为柳氏惜矣！

第三三案　大承气汤证其五　曹颖甫师亲撰

曹颖甫师曰：《伤寒论》曰：“厥应下之，而反发汗者，必口伤烂赤。”按：寒郁于外，热伏于里，则其证当俟阳热渐回而下之，俾热邪从下部宣泄，而病愈矣。若发其汗，则胃中液涸，胆火生燥，乃一转为阳明热证，为口伤烂赤所由来。此正与反汗出而咽痛、喉痹者同例。由其发之太过，而阳气上盛也。

此证余向在四明医院亲见之。其始病，余未之见，及余往诊，已满口烂赤。检其前方，则为最轻分量之桂枝汤，案中则言恶寒。夫病在太阳而用桂枝，虽不能定其确当与否，然犹相去不远。既而病转阳明，连服白虎汤五剂，前医以为不治。老友周肖彭嘱余同诊。问其状，昼则明了，暮则壮热，彻夜不得眠。病者言经西医用泻盐下大便一次，则中夜略能安睡。诊其脉，沉滑有力。

夫营气夜行于阳，日暮发热属血分，昼明夜昏与妇人热入血室同。热入血室用桃核承气，则此证实以厥阴而兼阳明燥化。余因用大承气汤，日一剂，五日而热退。肖彭以酸枣仁汤善其后，七日而瘥。

姜佐景按：大论曰：“厥深者，热亦深，厥微者，热亦微，厥应下之，而反发汗者，必口伤烂赤。”今已口伤烂赤，考其原，咎在发汗，则更应下矣，此经文之可据以用承气者一也。

阳明病，有日晡所发潮热之证，大论言之者屡，今病人昼日明了，暮则壮热，殊相合，此经文之可据以用承气者二也。

更诊其脉，沉滑而有力，是为实，此脉象之可据以用承气者三也。

西医曾以泻盐微下，则中夜略得安睡，此前治之可据以用承气者四也。

有此四证，已可谓细心，若仍不能大胆用救命之方，尚得称为医家乎？

曹颖甫曰：口伤烂赤，胃热也；大便燥结，肠热也。手足阳明俱热，不急泻之，病何能去？《内经》云："阳气当隔，隔者当泻，不亟正治，粗乃败之"，此之谓也。

第三四案　小承气汤证　曹颖甫师医案

曹颖甫师医案：史左，阙上痛，胃中气机不顺，纳谷日减。前医投平胃散不应。

当必有停滞之宿食，纳谷日减，殆以此也。拟小承气汤以和之。

生川军三钱（后入）　中川朴二钱　枳实四钱

曹颖甫/拙巢注：服此应手。

第三五案　调胃承气汤证　曹颖甫师医案

曹颖甫师医案：沈宝宝，上巳日。病延四十余日，大便不通，口燥渴。前日经用泻叶下后，大便先硬后溏，稍稍安睡。下后，腹中尚痛，脉仍滑数。

此即阳明主中土，无所复传之明证。前日经用泻叶下后，大便先硬后溏，稍稍安睡，此即病之转机。下后，腹中尚痛，余滞未清，脉仍滑数，宜调胃承气汤小和之。

生川军二钱（后入）　生甘草三钱　芒硝一钱（冲）

姜佐景按：调胃承气汤、小承气汤并前大承气汤为三承气汤。三者药味各异，分量不同，煎法既殊，服法亦差。仲圣分之至详，用之至精。历来注家能辨之至稔、言之至明者，当推柯氏韵伯，学者当细心参究。

惟窃有一二小议，当略略补充如下：仲圣常言"胃中有燥矢"，此

“胃中”二字，当连读成一名词，即“肠”字之别称，并非言“胃之中”，故“调胃承气”之胃，“微和胃气”之胃，均可作“胃中”，或径作“肠”字解，此其一。

柯氏谓调胃承气汤为太阳、阳明并病之和剂，并谓“此外之不解，由于里之不通，故太阳之头项强痛虽未除，而阳明之发热、不恶寒已外见。”不知阳明亦有头痛，惟痛在阙上，而不在太阳穴；阳明亦有发热，惟热属蒸蒸，而不属翕翕，故大论曰：“太阳病，三日，发汗不解，蒸蒸发热者，属胃也，调胃承气汤主之。”此“不解”二字并非表不解，乃太阳热去，阳明热继，亦不解之谓也。柯氏硬加“头不痛”句，反逆，此其二。

柯氏谓厚朴倍大黄是气药为君，大黄倍厚朴是气药为臣。谓之曰“气”，似尚见含糊，盖厚朴是肠药，能直达肠部，宽放肠壁。彼肠结甚者，燥矢与肠壁几密合无间，硝黄虽下，莫能施其技，故必用厚朴以宽其肠壁，而逐其矢气，如是燥矢方受攻而得去，此其三。

虽然，窃于大承气一法，犹有疑义焉。仲圣于本方中用厚朴至半斤之多，以吾师什一之法折之，当得八钱。但吾师用此，似未有至八钱者。吴氏又可为承气专家，而其大承气汤用大黄达五钱，至厚朴则一钱而已。吴氏鞠通较为阔步，本方用大黄六钱，用厚朴亦仅及其半量，至三钱而止。吴氏辨谓治伤寒本证当重用厚朴、治温热本证当减用之者，此乃点缀之语，非通人之论也。由是观之，使用严酷之眼光，细计药量之比重，世乃无有真大承气汤。阅者博雅，曾有惯用真大承气汤，而能识其底蕴者乎？辱承赐教，下工之愿也。

以上论自桂枝汤至调胃承气汤九证既竟，乃可合列一表如下：

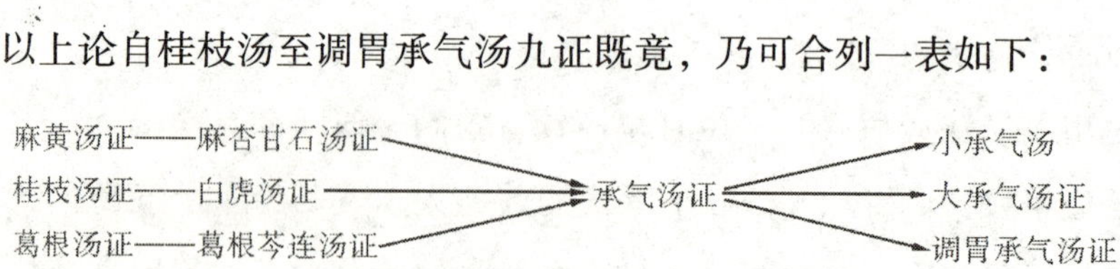

此表之意犹曰：麻黄汤证化热入里，为麻杏甘石汤证；桂枝汤证化热入里，为白虎汤证；葛根汤证化热入里，为葛根芩连汤证。

而葛根芩连汤证、白虎汤证、麻杏甘石汤证化热之后，则均为承气汤证。

其肠结轻，可攻补兼施，所谓和之者，是为调胃承气汤证。其肠结较重者，亦用和法，即为小承气汤证。其肠结最重者，当用下法，又曰急下法，又曰攻法，即为大承气汤证。实则三承气汤方对于麻、桂、葛之汗法及白虎汤之清法言，皆得曰下法也。

麻杏甘石汤证之传为承气汤证，在以上诸实验医案中，似尚未有述及。实则此种病例虽较白虎汤证传为承气汤证为少，却并不鲜见。盖经谓肺与大肠相表里，肠热可以移肺，肺热亦可及肠。所谓“温邪上受，首先犯肺，逆传心包”者，即系麻杏甘石汤重证，不能解于桑菊银翘，乃传为肠热，肠热不已，灼及神经，发作神昏谵语，遂指为逆传心包耳。依余临床所得，肺热传为肠热之后，其肺热每不因此而消。此时若但治其肺热，纵用麻杏石甘汤极重之量，必然无济，当急用承气汤法，去其肠热。如嫌承气伤肺，伐及无辜，则导法甚佳（法详中卷），余屡用之获效。肠热既去，续用麻杏甘石以治肺热，乃得有济。故大论曰：“下后，不可更行桂枝汤。汗出而喘，无大热者，可与麻黄杏仁甘草石膏汤。”本条条文极似重出，当删，而事实上却有此例，奈何？甚有既下之后，而肺气自开，咳嗽自爽者，余亦屡屡逢之。

有一俞姓小孩，于某月初三日，患咽痛，红肿，兼见白点，胸闷不舒。初四日，皮肤发出细点如麻。

甲医断宜清血保咽，用生地、川连、黑栀、淡芩之属。夜间，病孩喉肿谵语，齘齿目赤。

初五日，甲医用玄参、生地、山栀、左金丸之属。易乙医，改投解肌透痧之剂，如豆豉、薄荷、葛根、牛蒡之属。初六日，乙医主喉痧以透痧为要，重予透发之药。初七日，痧密布，夹白痦，热度更高，入夜梦呓。

乙医虑其伤津，又与存阴清热之法，如连翘、银花、竹叶、黛蛤散等。如是延至十一日晚，痧虽回而热不退，咳嗽气粗，鼻扇口燥，胸闷不舒，神识不清，加以腹痛拒按，耳下漫肿。

丙医有识，曰：宜通腑气。径用生大黄三钱、元明粉一钱，并合透发之药，以达其余邪。其夜大便既行，神烦即安，鼻扇耳肿悉渐退。

复诊，依然用硝、黄，直至粪色转黄，方予调理而安。

由本案观之，凡肺热之转为肠热者，苟不设法去其肠中热结，但知透表生津，岂有济乎？

然则麻杏甘石、白虎、葛根芩连三汤证皆能化热而为承气汤证，在病所方面言，三汤证之病所为较上，承气汤证之病所偏于肠，为较下。由此吾人得外感疾病传变之第三原则，曰“由上传下”是也。大论曰：“阳明居中，主土也，万物所归，无所复传。”其斯之谓乎？

吾人研究上列九方，有一事当注意及者，即此九方中用甘草者竟达七方是也。麻、桂、葛左列三汤既不离甘草，中列三汤又不脱甘草，右列调胃承气汤亦用甘草。因知甘草安肠一说，不为无见。盖疾病由上传下、由表入里、由寒化热，既为必然之趋势，今安和其肠，即所以保其在里、在下之津者，自为着要之法矣。至于大小二承气汤证因病已传肠，邪已内实，故不必用甘草。及其邪去肠虚，又当重用甘草以益之，不待再计者也。余治小儿病，喜用甘草自一钱至三钱，既取其有和中之能，更乐其有调味之功。小儿服吾药之后，乃不喜他医之剂。寄语儿科郎中，善用甘草，可以使天下父母省强药之烦也。

我今姑舍甘草一味之小者近者不论，而论九首汤方之大者远者。学者当知此九方者处同等重要之地位，各有专功，不容漠视。集此九方，即成《伤寒论》中太阳、阳明二经之骨干。识此九方，即能治伤寒，亦能治温病。学者将疑吾言之夸乎？吾敢实陈读者，历来大医竟无有能尽识此九方者。或但识其一，而莫识其二。或能识其二，而莫识其三。谓予不信，请略论之。

尤氏在泾曰：“无汗必发其汗，麻黄汤所以去表实，而发邪气。有汗不可更发汗，桂枝汤所以助表气，而逐邪气。学者但当分病证之有汗、无汗，以严麻黄、桂枝之辨，不必执营卫之孰虚孰实，以证中风、伤寒之殊。是无汗为表实，反云卫虚；麻黄之去实，宁独遗卫？能不胶于俗说者，斯为豪杰之士！”柯氏韵伯曰：“桂枝汤证惟以脉弱、自汗为主耳。粗工妄谓桂枝汤专治中风，印定后人耳目，而所称中风者又与此方不合，故置之不用。愚常以此汤治自汗、盗汗、虚疟、虚痢，随手而愈。”又曰：“予治冷风哮与风寒湿三气合成痹等证，用麻黄汤辄效，非伤寒证可拘也。”其言何等精辟！然则尤氏、柯氏皆能识麻桂二汤者也。

陆氏九芝曰：“葛根芩连一方独见遗于阳明者，以人必见下利始用之，不下利即不用，而不以为是阳明主方也。孰知此方之所用者宏而所包者广也。”然则陆氏能识葛根芩连汤者也。又曰：“无人知温热之病，本隶于《伤寒论》中；而温热之方，并不在《伤寒论》外。”然则陆氏又能看破伤寒、温病之画地为牢者也。

吴氏又可曰：“应下之证，见下无结粪，以为下之早，或以为不应下之证，误投下药。殊不知承气本为逐邪而设，非专为结粪而设也。必俟其粪结、血液为热所搏，变证迭起，是犹养虎遗患，医之咎也。况多有溏粪失下，但蒸作极臭，如败酱，或如藕泥，临死不结者。但得秽恶一去，邪毒从此而消，脉证从此而退，岂徒孜孜粪结而后行哉？”此言超拔非凡，然则吴氏能识诸承气汤者也。

叶氏天士曰：“温邪上受，首先犯肺。”吴氏鞠通曰：“凡病温者，始于上焦，在手太阴。”法口辛凉轻平，方号桑菊、银翘。虽无麻杏甘石之名，而有泛治肺热之实。苟吾人不求酷论，谓叶氏、吴氏能识麻杏甘石汤可也。而吴氏之用白虎，或以化斑，或以解暑，颇具变化之观。苟吾人不吝誉语，可称之曰微有仲圣用桂枝之风，然则吴氏亦能识白虎汤者也。

由是言之，诸氏皆仲圣之功臣也。

九方中惟葛根汤未得知己，彼垂青于葛根芩连汤之陆公九芝且勿能道之。陆公选温病方二十有二首，以葛根芩连为首选，而独遗葛根汤，亦不及麻杏石甘汤（本汤反附温法麻黄汤下），又曲解“太阳病，发热而渴，不恶寒者，为温病”条为太阳阳明合句，曰：“太阳病发热”五字为句，是太阳；“而渴不恶寒者”六字为句，即阳明，不免牵强附会，于是知陆公误矣。尤公在泾以葛根汤主太阳阳明合病，不知葛根芩连汤（即大论小注所谓一云用后第四方）方是合病之主方，于是知尤公误矣。柯公韵伯释太阳温病条，引麻杏甘石汤为主方，不知太阳温病非阳明病，特近阳明，故其所释乃与陆公所引者相类，总未免似是而实非，于是知柯公误矣。

然而以上所误犹不甚，独鞠通曰：“按仲景《伤寒论》原文，太阳病，但恶热，不恶寒，而渴者，名曰温病，桂枝汤主之。”是乃惊人之语！夫能发仲圣之秘，即使易仲圣之辞，容何伤？今乃不然。以吾观之，此中有太阳病（原文），有阳明病（但恶热不恶寒），有太阳温病（不恶寒而渴者名曰温病），有太阳中风（桂枝汤主之），鞠通乃悉合之为一，犹如并牛头、马脯、猪腿、羊脚于一器，得毋滑天下之大稽，荒宇宙之大唐。又既知麻杏甘石汤证为上焦当清之热饮，何以反列入下焦篇里、寒湿门中？鞠通善辩，何以自解？回视上焦篇第八条所谓“太阴温病，脉浮大而芤，汗大出，微喘，甚至鼻孔扇”者，显是急当救肺，宜麻杏甘石之候，乃偏偏用白虎加人参汤代之。当知脉芤汗出，不至即死；鼻扇肺闭，命乃立倾。故即使应用参米救逆，亦当在喘平鼻定之后，乃万无可疑者。鞠通当此日暮途穷，竟欲倒行逆施，以此教人，贻害曷穷？于是知鞠通误矣。

至又可，明明以伤寒表里之法、伤寒和下之方治温、治疫，乃偏曰：“伤寒、温病自是两途，未有始伤寒而终变为温病者。若果温病，自内达外，何有传经？若能传经，即是伤寒，而非温病明矣。”于是知又可误矣。

至香岩《指南》捏造河间温热须究三焦，藉抗伤寒之分六经，陆公已揭其非。又曰：“伤寒多有变证，温热虽久，在一经不移，以此为辨。”又曰：“温邪手经为病，今世多以足六经主治，故致此。”（此，言坏病也。）又曰：“初病手经，不当用足经方。”赅其意，盖谓伤寒属足经，温病属手经，伤寒之足经以太阳为首，温病之手经以太阴为首。又曰：“再论三焦不得从外解，必至成里结。里结于何？在阳明胃与肠也。”夫胃既为足阳明，何得曰传手不传足？三焦既能传胃，何得曰久在一经不移？于是知香岩误矣。（参考谢著《温病论衡》）。由是观之，诸家所言，皆未能尽合仲圣意也。

今更舍人而论方，麻、桂二汤拥庞大之美名，人皆知其为伤寒、中风之主人，实则仅有少数伤寒家与之交纳，一般温热者流恒敬而远之，故其名弥彰而其实弥亡。麻杏甘石汤因得叶、吴等向平淡方面发挥，故其名愈湮而其用反宏。白虎、承气诸汤，坐不改姓，行不易名，温热家莫奈之何，虽或加养阴之品以资点缀，徒见其掩盗而已。葛根芩连汤得陆公为知己，堪慰生平。

所叹者，葛根一汤，在《伤寒论》中，不埋于形，而埋于神；千古万人，读《伤寒论》者，不盲于睛，而盲于心。推原其故，有可得而言者：本汤证为期至暂，因其化热至速，瞬入阳明，病家延医稍缓，医者即不及见，非若麻黄汤证竟有延至一月之久者，此其一。仲圣述此，出之以隐笔，后人读此，依然用大意，此其二。成氏无已首注大论，功次叔和，其注太阳温病条曰："发热而渴，不恶寒者，阳明也。"自此一"也"，竟误尽仲圣奥旨，引起无底纷争。使当日成氏添用一字，作"近阳明也"，方毫厘不失，千里无差乎，此其三。有此三因，竟使葛根汤之治太阳温病莫明于世。噫！

上表九方，范围本小，以六经言，不过三之一；以一百一十三方言，不及十之一。设以伤寒诸方为一大圈子，则此九方者，不过大圈子中之一小圈子耳。不意在此小圈子中，任尔伤寒鸿儒，任尔温热大家，孰为五十步，孰为百步，悉已如绘如画，莫能遁形，异哉！伤寒家尊其师承，笃其礼貌，我无间言。独彼温热家者，每傲然自得，曰：我能跳出伤寒圈子。呜呼！天下之人，非尽盲者，孰能信之？邵子餐芝曰：彼谓能跳出伤寒圈子者，将折足伤胫也。我则曰：遑论不折足伤胫，任伊添千翅百翼，又安能越雷池一步哉？陆士谔先生曰："余方求跳入伤寒圈子而未得"，是又岂滑稽之言哉？

温病别于伤寒之说，不始于叶、吴，前乎叶、吴者多家，说解不一，诚如陆公所谓如弈棋然，直无一局之同者，但以叶、吴为甚。今日一般市医之佼佼者，又每以叶、吴为宗，故我即以叶、吴之说为讨论之对象。我今以细密之眼光，分析叶、吴之学说，不外阳袭温病之名，阴统阳明之实，杜撰湿温之论（彼辈所谓湿温非古医家所谓湿温），撷取少阳之华，如是而已。是故今日之医遇白虎、承气证，指是温病无论矣；遇麻杏甘石、葛根芩连等肺热血热之证，亦曰温病。遇葛根汤证，虽不识，同曰温病。遇桂枝汤证，犹曰温病（见《温病条辨》）。遇麻黄汤证，心知其为伤寒，无可说矣，却曰，不久即成温病。果也，病既不解于轻剂，而已于太阳，遂逐渐化热，转入阳明，而成彼之所谓温病。于是凡人之病皆是温病，不是伤寒。庸工噩噩，人云亦云，不禁居常叹曰："当今之世，何温病之多，而伤寒之鲜也？"不知彼之所谓温病，正仲圣所谓伤寒耳！我今退一步言，使彼能用验方，一一愈之，即呼之为火病炎病，容何伤？奈何一律豆豉豆卷，桑叶菊花，但知计日用药，不审辨证疏方，毋怪谵语神昏、"逆传心包"、以至于死，可哀也已！夫病家之病一也，温热派之医至，曰：此温病也。伤寒家之医至，曰：此伤寒也。病家矇矇，莫知适从。不知伤寒为雅士之称、温热乃田舍之号，伤寒为仲圣之大论、温热乃后贤之附骥。然则后者何如前者美？舍温热而从伤寒可矣！

虽然，《伤寒论》六经之说亦安得无小疵？依《伤寒论》六经提纲，"太阳之为病，脉浮，头项强痛而恶寒"，桂枝、麻黄、葛根三汤得分据之。"阳明之为病，胃家实是也"，白虎、承气诸汤得分据之。若夫葛根芩连，遂无所依附，不得已目之为太阳阳明合病。至麻杏甘石汤所主，既为肺家实，不关胃家事，不能附于阳明，又以不头项强痛，甚不恶寒，不能附于太阳。其被摈于二经之外，彰彰明甚，更无论于少阳、三阴矣。况条文仅存其二，若去其疑似，将仅存其一。毋怪后贤少有用意及之，是诚一绝大罅漏之处。彼叶氏天士聪明绝顶，得此遗宝，惊喜若狂。乃曰："温邪上受，首先犯肺"，即以此为新温热病之总纲。然则与人以隙，使人易乘者，又宁非六经说之小疵也耶？惟小疵含于大纯，小疵将绝不损于大纯。

抑学者当知，水至清则无鱼，人至明则无朋。学至精则无书可读，理至澈则大智若愚。格致不已，则返为老子之无为。心存无为，则《经方实验录》将自毁。自毁陋籍，了不足惜。惟念此又非爱吾励吾者之所期。无已，姑止吾格医之言，而作本卷之结论曰：

伤寒温热之争辨，至有清一代为最烈。伤寒家之斥温热，犹严父之逐劣子，认为不屑教诲；温热家之排伤寒，如蛮族之抗敌国，指为不共戴天。窃意则殊不尔。夫伤寒、温热同属中医，一则陈义较高，范围较广；一则述理稍浅，范围稍小，其浅者小者悉从高者广者化出。故我不惜笔墨，悉指出其真凭实据，使无遁辞，又表彰其片长只善，俾有足录。一言以蔽之，我将融温热于伤寒之中，而不拒温热于伤寒之外。此乃余数年来私人整理中医学术之原则，亦即吾一家学说之鲜明旗帜也！

夫中医之在今日，危岌极矣。外有西医之侵，内有寒温之争，中难得民众之信赖，上未获政府之优视。正似山雨欲来，疾风将起。忧时之士，早效杞人。然佐景不敏，颇具自信之力，信吾此旗帜一出，定可息狂风，止暴雨，而永永飘扬于光天化日之下者也！

曹颖甫曰：丰城之剑，埋光气于尘沙；荆山之璞，被猜嫌于燕石。伤寒、温病之聚讼，惟有历年，非经剖析分明、贯通融会，不惟仲师立方之功不能大白，而又无以钳温热家之口，使不敢抗衡于先圣。无怪近代庸工读仲圣之书，阳尊之而阴弃之也。佐景此论实能发仲圣之藏，使用古方者不迷于骈枝邪说，夫而后可以治伤寒，可以治温病，而泛应曲当，可以免聚讼矣。

中 卷

第三六案　桂枝二麻黄一汤证其一

曹颖甫师医案

曹颖甫师医案：王右，六月二十二日。寒热往来，一日两度发。

仲景所谓宜桂枝二麻黄一汤之证也。前医用小柴胡，原自不谬，但差一间耳！

川桂枝五钱　白芍四钱　生草三钱　生麻黄二钱　光杏仁五钱　生姜三片　红枣五枚

姜佐景按：病者服此，盖被自卧，须臾发热，遍身汗出，其病愈矣。又服药时，最好在寒热发作前约一二小时许，其效为著。

依仲圣法，凡发热、恶寒自一日再发（指发热二次，非谓合发热恶寒为二次），以至十数度发，皆为太阳病。若一日一发，以至三数日一发，皆为少阳病。少阳病多先寒而后热，太阳如疟证却有先热而后寒者。观大论称少阳曰寒热往来，称太阳如疟曰发热恶寒、热多寒少，不无微意于其间欤。

以言治法，少阳病宜柴胡剂，太阳病宜麻、桂剂，证之实验，历历不爽。若反其道以行之，以柴胡剂治寒热日数度发之太阳如疟，每每不效；以麻、桂剂治寒热一作之少阳病，虽偶或得效，究未能恰中规矩。盖少阳病之病所偏于淋巴，太阳病之病所偏于汗腺，表里互异，此方剂之所由分也。

方极云：“桂枝二麻黄一汤治桂枝汤证多、麻黄汤证少；桂枝麻黄各半汤治桂枝汤、麻黄汤二方证相半者。”此言似是而非，将令人有无从衡量之苦。余则凭证用方，凡发热、恶寒同时皆作，有汗者用桂枝汤，无汗者用麻黄汤；发热、恶寒次第间作，自再发以至十数度发者，择用桂二麻一等三方，层次厘然，绝无混淆。若欲求其详细病理药理，且可言之有据，不受科学医之攻驳者，恕我未暇，抑未能也！

曹颖甫曰：少阳病之所以异于太阳者，以其有间也。若日再发或二三度发，则为无间矣。太阳所以异于阳明者，以其有寒也；若但热不寒，直谓之阳明可矣，恶得谓之太阳病乎？固知有寒有热，一日之中循环不已者为太阳病；寒热日发，有间隙如无病之人者为少阳病，此麻、桂二汤合用与柴胡汤独用之别也。病理既明，随证用药可矣。时医妄言科学，乃与五行八卦纠缠不清者，同类而共笑之乎！

第三七案　桂枝二麻黄一汤证其二　姜佐景医案

桂枝加厚朴杏子

姜佐景按：施右，住唐家湾肇周路仁德里二号。本年七月十五日，予施诊于广益中医院，有施姓妇者蹙告诉曰：“先生，我昨服院外他医之方，病转剧，苦不堪言。”余为之愕然，令陈其方，照录如下：

“经事淋漓，入夜寒热，胸闷泛恶，苔灰腻。

治宜荆芩四物汤加味。

炒荆芥钱半　炒条芩钱半　全当归二钱　大川芎八分　炒丹皮钱半　赤白芍各钱半　金铃子二钱　制香附钱半　元胡索钱半　贯仲炭三钱　荷叶一角”

余曰：方未误，安得转剧？妇曰：否。初我夜寐粗安，大便如常，自进昨药，夜中心痛甚剧，辗转不能成寐，且大便转为泄泻，乞先生一治之。予按例首问其病历，妇曰：半月矣。次问其寒热，妇曰：倏冷倏热，不计其次。妇自陈其异状，汗出自首至胸而止，既不达于胸下，亦不及于两臂。察其舌，黑近墨而不焦，口奇干。余疑其方进陈皮梅、松花蛋之属。妇曰，非是，日来苔黑，常作此状。按其脉，幸尚不微细。两肩至臂颇麻木。加以经事淋漓不止，妇几不能悉陈其状。

余闻其言，若有所得焉。予思论有“剂颈而还”之语，此殆“剂胸而还”乎？予对此错杂之证，亦几有无从下笔之苦。使从西医所谓对症治法，琐琐而治之，则用药得毋近数十味？然而此非我所能也。

因书方曰：

初诊：七月十五日寒热往来，每日七八度发，已两候矣。汗出，剂胸而还，经事淋漓。

法当解表为先，以其心痛，加生地，倍甘草。

净麻黄一钱　川桂枝二钱　生甘草三钱　生苡仁一两　杏仁三钱　生白芍钱半　生地五钱　制川朴一钱　生姜二片　红枣六枚

二诊：七月十六日。昨进药后，汗出遍身，心痛止，经事停，大便溏薄瘥，麻木减，仅自臂及指矣。黑苔渐退，口干渐和，夜中咳嗽得痰，并得矢气。

是佳象。前方有效，不必更张。

净麻黄一钱　川桂枝钱半　生甘草二钱　生白芍钱半　大生地五钱　制小朴一钱　杏仁三钱　生姜二片　红枣六枚

姜佐景按：予遵仲圣脉证治法，而疏昨方，心未尝不惴惴也！以为次日复诊，能得寒热略除，即是大功。乃喜出望外，非但热退神振，抑且诸恙并差，有如方案所云，斯亦奇矣！试求其所以能愈病之理，以证状学之立场言之，必曰：能治其主证，斯一切客证或副证不治自愈也。此言不误，然而无补于病理之了解。幸有博雅君子，阅吾此案，赐予说明其中一切病理。如苔黑口干，何以反宜麻、桂？发汗伤津，何以反除心痛？经水淋漓，大便溏泄，犹风马牛之不相及，何以戛然并止？寄惠数行，佐景之愿也！

时施妇更示我以一方，盖即初得病时，就诊于海上伤寒名家所得之方笺也。笺云："右丙子五月廿四日。温邪，身热，呕吐，口干，坐卧不安，防其昏厥，候高才正。

炒香豉三钱　前胡二钱　桑叶钱半　藿香钱半　砂仁五分（打）　赤苓三钱　苏梗钱半　朱茯神三钱　姜山栀二钱　姜竹茹钱半　佛手钱半

上方盖即伤寒名家治伤寒之标准方或模范方也，余获见者屡，故毫不以为奇。试问本方竟可防昏厥乎？大论之用栀子豉汤，必曰"发汗吐下后"，今人乃用之于发汗吐下前，得毋大谬？

曹颖甫曰：口干渴，太阳水气留于心下，则津不上承而渴，此意丁甘仁先生常言之。

舌黑不焦、大便又溏，知非阳明热证，而黑色亦为水气。

心痛甚剧，水气凌心，心阳不振，故痛。

大便溏，则为条芩之误，不用条芩，溏薄自止，非本方之功也。

两肩至臂颇麻木，水气不能化汗外泄，故脾阳不振，而指臂麻。

经水淋漓，亦水分多于血分，为水气所压故也。

知病之所从来，即知病之所由去，不待烦言矣。

三诊：七月十七日。寒热如疟渐除，大便已行，舌苔黑色亦淡，麻木仅在手指间。惟余咳嗽未楚，胸胁牵痛，有喘意。

参桂枝加厚朴杏子法。

杏仁四钱　厚朴钱半　川桂枝二钱　生草三钱　白芍二钱　大生地六钱　丝瓜络四钱　生姜一片　红枣六枚

姜佐景按：服此大佳，轻剂调理而安。

第三八案　桂枝麻黄各半汤证其一

曹颖甫师医案

曹颖甫师医案： 顾左，住方斜路。十月二十一日。寒热交作，一日十数度发。

此非疟疾，乃太阳病，宜桂枝麻黄各半汤。

桂枝三钱　甘草钱半　杏仁五钱　麻黄钱半　白芍钱半　生姜二片　大枣四枚

姜佐景按： 桂枝麻黄各半汤方，原法分为三服；桂枝二麻黄一汤方，原法分为再服。取前方原量三之一、后方原量二之一而较之，得麻杏同量，而后方之桂芍姜草枣悉比前方约多一倍，故前方名各半、而后方名桂二麻一也。然而近代煎服法，率分二次煎服，与古者不同，况其分量上下，又甚微细，故吾人但知此二方之应用足矣，初不必过分斤斤于铢两之间也。

曹颖甫曰： 此证甚轻，故轻剂而病易愈，不徒与铢两不合已也。

第三九案　桂枝麻黄各半汤证其二

曹颖甫师医案

调胃承气汤　桂枝二越婢一汤

曹颖甫师医案： 朱右，住小北门福佑路。十月九日。自坠胎后，即病寒热往来，日夜五度发。乃经西医用止截疟病之针，寒热之交作遂止，变为但热不寒。西医因验其血，谓无疟虫。自此以后，一身尽痛。经王仲奇先生用通络疏风之剂，身痛愈其大半，而大便痞塞不通，今晨已发痉厥，证甚危笃。脉实大有力，日夜渴饮。

病寒热往来，日夜五度发。此本麻桂各半汤证，可以一汗而愈。西医验其血谓无疟虫，

病本非疟，安得有疟虫乎？脉实大有力，血分热度甚高，加以日夜渴饮，阳明燥热显然。治宜调胃承气汤，佐以凉血通络，或可侥幸于万一。

生川军三钱　枳实三钱　芒硝二钱　生草二钱　丹皮五钱　大小蓟各三钱　丝瓜络一条（剪，先煎，去渣，入前药）

姜佐景按：吾师一二诊后，即因故辞谢，由他医续治。后闻卒不起，惜哉！然而卒不起者，非后医之过，坏病之治实难也！推本病之源，殆因坠胎之后，正气虚弱，因得太阳病。凡太阳病，当从汗解，绝无止截之理。竟止截之，故遂变为深一层之坏病。我更不知用以止截者为何药，使其为奎宁之属，则吾知有服金鸡纳霜数十粒，因热极而死者，故截后之化燥，奎宁不无嫌疑。设此说非是，化燥实本乎病者在里之伏热，则吾以为初起病时，桂枝二越婢一汤当较桂麻各半汤为胜一筹。

复次，大论桂枝二越婢一汤条曰："太阳病，发热恶寒，热多寒少（脉微弱者，此无阳也，不可发汗），宜桂枝二越婢一汤。"诸家或以本条为有缺文，或以为是倒笔，余则谓但加一括弧如上式，以示例外之意，即得，初不必议论纷纷也。又括弧并可用于他条。

曹颖甫曰：历来病家最忌有钱，有钱则药石纷投，予每见富家子弟妇为杂医所误，甚有至死不悟者，可悲也已。

第四〇案　桂枝加大黄汤证　曹颖甫师医案

曹颖甫师医案：庆孙，七月二十七日。起病由于暴感风寒，大便不行，头顶痛。自服救命丹，大便行，而头痛稍愈。脉浮缓，身常有汗。

此为太阳阳明同病。今表证未尽，里证亦未尽，宜桂枝加大黄汤。

川桂枝三钱　生白芍三钱　生草一钱　生川军三钱　生姜三片　红枣三枚

姜佐景按：治病当先解其表，后攻其里，此常法也，前固言之稔矣。余依临床所得，常有表解之后，其里自通，初不须假药力之助者。缘先表束之时，病者元气只顾应付表证，不暇及里。及表解之后，则元气自能反旌对里。夫元气之进退往返，谁能目之者，然而事实如此，勿可诬也。故余逢表束里张之证，若便闭未越三日者，恒置通里于不问，非不问也，将待其自得耳。

若本汤之合解表、通里药为一方者，又是一法。然其间解表者占七分，通里者占三分，不无宾主之分。以其已用里药，故通里为宾，以其重用表药，故解表为主。双管齐下，病魔遁乌有之乡，彼元气主帅乃高枕而无忧。

由是观之，仲圣书中，活法重重，惟在人善自取之。设更求法外之法，请再研究厚朴七物汤。

第四一案　白虎加桂枝汤证　曹颖甫师讲授　姜佐景笔记

曹颖甫师曰：余二十五岁时，能读医书，而尚不善于治病。随表兄陈尚白买舟赴南京应秋试。陈夫妇同宿中舱，余宿前舱。天方溽暑，骄阳如炽。舟泊无锡，陈夫妇相偕登陆，赴浴惠泉，嘱余守舱中。余汗出浃背，又不便易衣，令其自干。饮食起居又不适，因是心恒悒悒然。舟泊五日，方启碇。又五日，乃抵镇江。下榻后，部署初定，即卧病矣。延医疏方，不外鲜藿香、鲜佩兰之属，服之数日，病反加剧，汗出，热不清，而恶寒无已。当夜乘轮赴京，时觉天昏地黑，不知人事。比抵石城，诸友扶住堂子巷寓所。每小便，辄血出，作殷红色，且觉头痛。

时为八月初五日，距进场之期仅三天矣。是时，姻丈陈葆厚先生已先余到南京。丈精于医，诊脉一过，即亲出市药，及荷叶露三大瓶，生梨十余枚以归。并嘱先饮露，饮已，口即不干。顷之又渴，复啖生梨，梨皮不逞削，仅弃其心，顷刻尽十枚。迨药煎成，即进一大碗，心中顿觉清朗，倦极而睡。醒后，头已不痛，惟汗未出。更进二煎，浓倍于前。服后又睡。醒时不觉周身汗出，先小汗，后大汗，竟至内衣夹袄被褥上下皆湿，急起更易，反被以盖。于是方觉诸恙悉除，腹中知饥，索热粥。侍者曰：粥已备，盖陈丈所预嘱者也。初啜一小碗，觉香甜逾恒。稍停，又续进，竟其夜，竟尽二大碗。初七日，即能进场。试期达九日夜，毫无倦容。

余乃惊陈丈医术之神。叩其药，则桂枝石膏二味同捣也。问其价，曰：适逢新开药铺，共费钱六文而已。遂相与大笑。丈，江阴人，邑庠生，精医之外，又能诗词。

姜佐景按：头痛而恶寒，此太阳病未罢也，法当令其汗出而解。然小便已见血出，安复有余液可以作汗？故先饮荷叶露及生梨者，增其液以为作汗之张本也。于是与石膏以清其内蕴之热，与桂枝以祛其外束之寒。寒因汗解，热因凉除。醒来索粥，是即白虎汤之粳米，向之饮露，亦犹加参汤之人参。看其啖梨啜露之顷，像煞儿戏。孰知六文二味之中，已含圣法。呜呼，化仲圣方活而用之，非陈老孰有此巧也！

曹颖甫曰：救命之恩，所不敢忘。表伯葆厚先生已于八十四岁归道山，迄今又四五年矣，清灯夜雨，为之泫然！

姜佐景又按：白虎加桂枝汤证多见于夏日，诚以炎暑蒸人，胃肠本已热化，入夜凉风习习，未免贪享，故致表里交病。表为寒束，则热无外泄之机，势必愈炽。热既内炽，则更易伤津，使无从作汗以解表。惟有投白虎汤以治其本（肠胃之热），同时加桂枝以治其标（表证之寒），标本并治，方可热除津复，汗出表解。

依余经验，桂枝轻至一钱，生石膏轻至三钱，亦可有效。设不尔者，但用白虎以清热，则表证将愈甚，但用桂枝以解表，则内热将愈炽，终不免坏病之变。此理较深，请以弈棋为喻。围棋繁密，请以象棋为喻。夫棋法，必也双砲直列，或也双车并驰，或也砲马互峙，或也双马连环，方可制敌将之死命。否则，单枪匹骑，孤掌难鸣，敌方非但可从容他逸，抑且易事反攻。桂枝、石膏二药之合作而不可分离者，理亦犹是。

或曰：君前谓石膏凉胃，桂枝温胃，何能温凉并进，反获奇功耶？曰：仲圣方温凉并用者，诸泻心汤即在其例。若桂枝与石膏，犹其始焉者尔。盖人体之机构复杂繁沓，灵敏万分，及其病时，作用尤显。各部机构每自能吸取其所需，而放任其所不需者。若论本汤证，则胃取石膏之凉而消热，动脉取桂枝之散而致汗，故二者非但不相左，抑且相成。吾人若惊仲圣之神，何能到此造诣？敢答曰：此尚为仲圣大道之藩篱耳，欲尽赏奇花异卉，请细读《伤寒》、《金匮》。

前桂枝加大黄汤为七分太阳，三分阳明。今白虎加桂枝汤为七分阳明，三分太阳。二汤之对仗，堪称工整。医者能合用仲圣诸方，即可曲应万变之病，兹二汤特发其凡耳。

第四二案　麻黄附子甘草汤证　姜佐景医案

麻黄附子甘草汤　麻黄附子细辛汤

姜佐景曰：余尝治上海电报局高鲁瞻君之公子，年五龄，身无热，亦不恶寒，二便如常，但欲寐，强呼之醒，与之食，食已，又呼呼睡去。按其脉，微细无力。

余曰：此仲景先圣所谓少阴之为病，脉微细，但欲寐也。顾余知治之之方，尚不敢必治之之验，请另乞诊于高明。高君自明西医理，能注射强心针，顾又知强心针仅能取效于一时，非根本之图，强请立方。余不获已，书：

熟附片八分　净麻黄一钱　炙甘草一钱

与之，又恐其食而不化，略加六神曲、炒麦芽等消食健脾之品。

次日复诊，脉略起，睡时略减。

当与原方加减。

五日而痧疹出，微汗与俱，疹密布周身，稠逾其他痧孩。痧布达五日之久，而胸闷不除，大热不减。

当与麻杏甘石重剂，始获全愈。

一月后，高公子又以微感风寒，复发嗜寐之恙，脉转微细，与前度仿佛。

此时，余已成竹在胸，不虞其变，依然以麻黄附子甘草汤轻剂与之，四日而瘥。

姜佐景按 麻黄能开肺气，附子能强心脏，甘草能安肠胃，三者合则为麻黄附子甘草汤，能治虚人之受邪而力不足以达邪者。若麻黄附子细辛汤则以细辛易甘草，其力更伟。盖细辛芳香，能蠲痰饮而辟秽浊故也。

夫脉微细、但欲寐如本案所云固为少阴病，若更进而兼身热、恶寒、踡卧，亦为少阴病，不过有轻重缓急之分尔。而东人山田氏必欲补恶寒二字，使成“少阴之为病，脉微细，但恶寒欲寐也”一条，其可以已乎？

曹颖甫曰：予治脉微细、但欲寐者，往往以四逆汤取效。然姜生所治高姓小儿，实由太阳表证内伏少阴。故非麻黄不能奏功，断非四逆汤所能治。盖四逆汤仅能由少阴外达肌腠，以干姜、炙草能温脾胃，脾胃固主肌肉也。若改干姜为麻黄，方能由少阴直达肺部，而皮毛为之开泄，以肺主皮毛故也。

观其证治三变，而始终不脱麻黄，其用心之细密，殆不可及。况身热而不恶寒，似无用麻黄之必要，此证竟毅然用之，其识解尤不可及乎。

盖呼之则醒，听其自然则寐，有蒙蔽之象，故可决为非少阴本病，而为太阳内陷之证。且以小儿纯阳之体，不当有此少阴病故也。以此意叩姜生，定当相视而笑，以为不意闷葫芦竟被打破也。

姜佐景又按：友人周巨中君之二女公子，年三龄，患恙沉迷不醒，手足微厥。余诊之，脉微细，承告平日痰多，常有厥意，必剧吐而后快。

余曰：诺。疏麻黄附子细辛汤，加半夏、生姜与之。嘱服一剂再商。及次日，周君睹孩精神振作，不复沉迷。又值大雨滂沱，遂勿复邀诊，仍与原方一剂。

三日往诊，手足悉温，唇口干燥。

由阴证转为阳证。余曰：无妨矣。与葛根、花粉、桑叶、菊花轻剂，连服二日，全愈。

以后余逢小儿患但欲寐者多人，悉以本法加减与之，无不速愈。人见本方药味之少，窃窃以为怪，是皆未读经书、未从名师之故也。

更有友人李君，某日深夜值余，曰：吾之幼孩病，可虑否？询其详，曰："旬日以前，吾房内四壁新漆未干，睡其中，寒气凛然。吾孩亦宿于比，未免受寒，自后精神不振，但欲睡，呼之吮乳，亦无喜乐之状，痰多，身不发热。适值阴历岁尾，家事纷繁，内人以其不烦躁，无所苦，不甚以为虑，仅与生梨、莱菔及生姜汁数次，无效。请同居之医士某君诊之，医亦谓无妨，药后殊不见进步。睡时口中有痰涌出。"

余曰：中医治病，当辨寒热，得毋寒痰为祟乎？当嘱速就海上著名儿科徐先生诊，当尚有救，徐先生善治此证，众所素知也。闻次日以事阻，勿果往。第三日，改延某年老之推拿女医士诊，医士诊务栗六，至病家，已晚上九时，用姜汁、葱白汁沾指，推拿约十余分钟，并与丸药，谓病不妨事，勿必惊惶。至夜十二时许，喉中作痰阻状者凡二次，遂殇。呜呼，惜哉！

杭州汤士彦先生作《酣睡篇》曰："稔友林源卿少君，年只四龄。于霉后患症，他无所苦，惟昏迷沉睡，永日不苏，呼之不应，推之不醒。医者以积滞挟痰论治，凡三剂，渺效。越日，乃迓彦趋视，曾反复诊察，了无异证。指纹苔色一似常孩，身既不热，便亦通畅，无痰而不咳，口润而不饮，呼吸平均，能食知饥。骤视之，盖与正式之睡眠无以异也。每日惟在侵晨，略有一句钟短时之清醒，在清醒时，固一毫无疾病之小儿也，呼父呼母，一如平常。遇此，则熟睡如泥，虽簸颠震撼，多方逗引，终无法使之清醒而不睡焉。证象如是，治之奈何？

予意此必湿浊为祟，阻碍机窍所致。盖湿本阴晦之邪，得秽浊则迷漫散布，蒙蔽神明，既失清晨于初起，更无形质之可攻，淹绵不去，至为纠缠。法当开上郁，佐中运，投藿香、木香、苏叶、薄荷、省头草、全青蒿、石菖蒲、郁金、川朴、广皮、苓块，送服神香苏合丸半粒。外更以桂心、附子、淡萸、均姜、白芷、陈艾为末，炒热，交换以布包熨其腹际上下，取其温香通调，以助药势。

果不须臾，微闻腹中漉漉作鸣，移时，竟渐渐苏来。家人睹状，竟欣然色喜。该儿亦咿唔笑语，顿复常态。时方下午，坐伴天明，亦不欲睡，闻街有贩卖食物者，且欲购食，因进焦饭煮化之稀粥与之，交午，犹张眸无倦意。讵下午二时后，又颓然入睡乡去矣。

因再施前法，效稍减。翌日，施之亦然。彼家亲友俱窃窃相告，众口哓哓，佥曰魅祟。因就卜焉。聆术者言：鬼凡三，二大一小，小者弱，叱之可去，惟大者悍耳，且皆新市场之枭首鬼也！妇妪闻之，毛骨悚然，亟焚帛致祭，夜相送，不获也。乃倩变相羽士数辈（阴阳生），作保福（俗称拜斗）而解禳之，锣鼓喧天，膏粱泼地，斗室中居然给主事之法师，请得杭城所有之土地尊神而来（法师跪念遍城之土地及神名），循序朗诵，铙钹相闻，音调别具，亦颇悦耳。最后并以八仙桌高掀，架于二桌之上，作桥形，上更置有预制之纸门一，是为关。法师前导，家人抱病儿随之，俯首绕桌下，凡三匝，卒破其纸门，大呼一切灾难尽消灭而去。是役也，所费为十余袁老，历时可三数小时，而病者矍然起，能言矣，群方诧为神奇。

讵不旋踵，复如故，盖小儿亦因方才之惊扰使然也，岂真验乎？时予固在旁，方默筹愈之之道，对于此等胡闹，只一笑置之，盖势然也，习然也，亦无可如何也。翌日，病犹是，复恳设法，乃重聚其家人，更商治策。予曰：迷信种种，殆试遍矣，今请为约，嗣而后惟药饵为是。

在证象测之，实无大害，当可挽救，且郁久蒸发，渐见佳象，有由募原中道弥漫，及至中下之势，湿甚生热，气窒不宣，脉滞苔黄，更衣不行，烟雾缭绕，可望展舒，无形变为有形。因轻宣以开郁，芳香而通神，温运中枢，渗导秽浊。用苏叶、薄荷、佩兰、连翘心、石菖蒲、郁金、木香、枳壳、炒黄川贝、元明粉、栝蒌子、六一散，一剂，而大小解泻如酱色状，再剂，而睡兼旬之证豁然矣。后以六君加减，调治半月康复。

综计孩病凡二旬，自六月三十日起，迄七月二十日止，计清醒时平均每日一时半，合计约三十小时，以小儿睡眠十时为衡，每日越睡时凡十二时半，二十日共计越睡时凡二百五十小时，诚一有趣之睡眠病也。”（录《医界春秋》五十九期）。

读有趣之医案，每令人乐而忘倦，余读本案至“而病者矍然起，能言矣，群方诧为神奇，讵不旋踵，复如故，盖小儿因方才之惊扰使然也”句，不禁为之捧腹者竟日。

姜佐景按：本案初起，确属麻黄附子细辛汤证，故汤熨交施，渐得苏醒。惜其药力嫌薄，故醒而又睡。最后苔黄便闭，寒证渐转热证，佳象也。汤先生主轻宣以开郁，是麻黄之任也，主芳香而通神，是细辛之职也，主温运中枢，是附子之能也，更主渗导秽浊，是临证所宜加减也。故虽不用经方之药，却尽合大论之法。退病魔，胜术士，汤先生可谓匠心独运者矣。

曹颖甫曰：手足厥，但欲寐，全是少阴寒证，以太阳寒水陷入少阴，故宜麻黄附子细辛汤，而于水肿一证尤宜。

第四三案　小青龙汤证其一　姜佐景医案

三拗汤

姜佐景按：张君志明为余之好友，尝患疔毒，自以西药治之，增剧，因就余以中药治愈，乃叹中药之神。自后恙无大小，每必垂询，顾余以事冗，居恒外出，致常相左。某晨，君又贲临，曰：咳嗽小恙耳，何中医久治不差？并出方相示，则清水豆卷、冬桑叶、前胡、杏仁、赤苓、枳壳、桔梗、竹茹、牛蒡、贝母、瓜蒌皮、冬瓜子、枇杷叶之属。因询之曰：君于夏月尝习游泳乎？曰：然。君之咳遇寒则增剧乎？曰：然。余乃慰之曰：此证甚易，一剂可愈，幸毋为虑。

因书方与之：**初诊**张志明先生，住五洲大药房。十月十八日。暑天多水浴，因而致咳，诸药乏效，遇寒则增剧。此为心下有水气，小青龙汤主之。

净麻黄钱半　川桂枝钱半　大白芍二钱　生甘草一钱　北细辛钱半　五味子钱半　干姜钱半　姜半夏三钱

越二日，来告曰：咳瘥矣，何中医亦有上下床之别也。余笑而颔之，并徇其请，书下方调理焉。

二诊：十月二十日。咳已全愈，但觉微喘耳。

此为余邪，宜三拗汤轻剂，夫药味以稀为贵。

净麻黄六分　光杏仁三钱　甘草八分

姜佐景按：张君之尊甫颇精医理，颐居四明，闻君久咳未愈，惧其伤肺，乃买舟来视，及至，则恙已瘳矣。欣喜之余，极赞经方之妙。

余屡用本方治咳，皆有奇效。顾必审其咳而属于水气者，然后用之，非以之尽治诸咳也。水气者何？言邪气之属于水者也。如本案张君因习游泳而得水气，其一例也。又如多进果品冷饮，而得水气，其二例也。又如远行冒雨露，因得水气，其三例也。更如夙患痰饮，为风寒所激，其四例也。凡此种水气之咳，本汤皆能优治之。

顾药量又有轻重之分，其身热重、头痛恶寒甚者，当重用麻桂；其身微热、微恶寒者，当减轻麻桂，甚可以豆豉代麻黄、苏叶代桂枝。其痰饮水气甚者，当重用姜、辛、半、味，因此四者协力合作，犹一药然，吾师用五味尝多至三钱，切勿畏其酸收。其咳久致腹皮挛急而痛者，当重用芍草以安之。否则，轻用或省除之，奏效如一。

要之。小青龙证，在里为水气，在表为咳（咳之前喉间常作痒），其表证之重轻，初可勿拘，其舌苔亦不必限于白腻。遑论其他或喘、或渴、或利、或噎哉？此皆经验之谈，不必泥于书本者也。本年夏，友好多人皆习游泳，耽之不倦，虽雨天不已，一月前后，十九患咳，余悉以本汤加减愈之。人每誉我为治咳圣手，孰知我之妙药，不过仲圣之一轻方而已哉！

朱阜山先生医案云："刘聘贤孙六岁，住刘行乡南潘泾宅，十一月下旬，夜间随祖父戽水捕鱼，感冒风寒，咳嗽痰黏。前医投旋覆代赭汤，咳嗽陡止，声音嘶嗄，涎壅痰鸣，气急鼻煽，肩息胸高，烦躁不安，大小便不利，脉右伏，左弦细。

乃予仲圣小青龙汤原方：桂枝六分，杭白芍五钱，仙半夏五钱，北细辛五分，炙麻黄四分，炙甘草七分，干姜五分，五味子五分。一剂而喘平，再剂咳爽，而咯痰便利矣。"（录《国医杂志》）

然则本汤证之误治转剧者，本汤亦能救其逆。

曹颖甫曰：予近日治丁姓妇十年痰饮，遇寒即剧，日晡所恶寒而喘。

亦用此方。方用麻黄三钱，细辛二钱，干姜三钱，白术三钱，半夏三钱，桂枝四钱。服经二剂，咳喘略减，而无汗、恶寒如故。再加麻黄二钱，合五钱；细辛加一钱，合三钱；外加杏仁四钱、炮附子四钱，效否待明日方知。

然则姜生治张君，两用轻剂而即效者，实由本年新病，不同宿疾之未易奏功也；若《国医杂志》所载，治刘孙案尤不足道矣。

第四四案　小青龙汤证其二　姜佐景医案

姜佐景按：前案张君志明之兄挚甫，向居海上，于今岁三月间奉命调任重庆某局要职。重庆多雨，难见天日，一日飞函来陈，谓患咳嗽甚剧，咳声如瓮中出，惧成肺病。挚甫病前曾就浴温泉，冒雨游山。

已请当地名医赵君诊治，断为肺寒。药为金沸草、菊花、杏仁、蝉衣、枇杷叶、川贝、陈皮、桔梗、知母等味，未知合否，请拟方备用云云。余以重庆多雨，难见天日，况挚甫病前又曾就浴温泉，冒雨游山，此水气为病，乃绝无可疑者。更据述咳声如瓮中出，此非水湿而何？当不假思索，径拟小青龙汤加味，飞函报之。

张挚甫先生据函述，悬拟方，无脉案。

净麻黄一钱　川桂枝钱半　细辛一钱　干姜一钱　大白芍钱半　五味子一钱　半夏三钱　生草一钱　谷麦芽（炒）各四钱

孰知方到后，张君不敢服，仍请赵医调治。先后诸方略略加减，匝月将届，竟未得愈。久之，方获张君续讯曰："弟之咳疾，服赵方终不断根，不得已于五月十四日改服兄方，竟一帖见效，十五日续服一帖，即见断根。兄治弟病于数千里之外，效如桴鼓，亦太神奇矣！苟不服兄方，目下恐真要变成肺病，则弟之感恩，固非笔墨所能道其万一。交友如兄，诚弟终身之幸也"云云。按此乃铁一般之事实，胜于雄辩。余非好炫己能，不过欲表圣方之功已耳（挚甫感医药之保身济世，年来勤读医书，且能作医论矣。其认识之精确有非吾侪可及者，士别三日，刮目相待，信然）。

虽然，余能治小青龙汤证于千里之外，独不能释小青龙汤证之病理于寸纸之上。使有读者不谅，必欲以此责难，则惟有鞠躬颜而已。姑取颟顸之语以塞责，曰：小青龙汤证之病所虽似在肺，而其病源实属于胃。大论中所谓"心下"，即是指"胃"，"心下"二字当连读，成一名词，不必谓心之下，犹"胃中"二字每连用，代一"肠"字，并非谓胃之中，否则，胃之中安得有燥矢？故云"心下有水气"犹言"胃有水气"。余以自身实地经验言，尝因多进果品茶汤致咳，必设法探吐，尽出白色痰涎，咳方随止，此事实之可以证明经文者也。更考本方所用之药，属胃者多，属肺者少，故本证病理实属胃邪犯肺，加表寒以激之，若是而已。若推问胃邪取何道以犯肺？颇难解答。吴兄凝轩谓胃欲逐邪上出，不时掀动，因而扰肺生咳，此殆近物理作用云云，颇具巧思。余意肺因生理互助作用，故意作咳，以辅胃之排邪，亦未可知。究属若何？姑留待识者考证。要之，我不愿以个人颟顸之臆语，阻学者灵活之巧思。但我愿以忠诚之疑问，启学者切实之发明。

恽氏铁樵当医学晦盲之日，揭伤寒之大纛，发世人之矇聩，著书授徒，厥功甚伟。及今拜读遗文，虽与本录所言每多出入，是犹见仁见智，无关大体也已。姑以本汤言，恽氏谓条文必有讹字，余则谓当无讹字；恽氏谓伤寒表不解而咳，殆无有不喘者，“喘”字上之“或”字，必系衍文，以喘乃必见证，非或然证也；余则谓伤寒表不解而咳，正多不喘者，故“咳”字居“而”字之下，为主证，而“喘”字居“或”字之下，为或然证，即使有或然之喘，推其量，不过“微喘”而已；恽氏谓本汤证即“肺伤寒”，余则谓所谓“肺伤寒”者究移之于麻黄汤证为切；恽氏谓凡人之呼吸停匀者，因肺气能降，肾气能升，肺肾失职则喘。余则谓本汤证与肾毫不相干，肺之外当责之胃；恽氏谓本汤为《伤寒论》中第一等大方，与十枣、大建中相伯仲，些微误用，可以立刻致命。余则谓本汤为《伤寒论》中第一类和平方（详后大陷胸汤证按内），与小柴胡、小建中相颉颃，稍稍辨证，即不致误用，更决不至于死。余用本方，不啻家常便饭，甚有但咳毫无他病者，余苟稔其属于水气，无不以本汤愈之，与恽氏之如临大敌者迥异。然而余有治验，恽氏亦多治验，此又异途而同归者。学者于此等异同之处，如依旧不肯轻易放过，当从临床实验中求解答。所谓以人体为标本，万无一误，据体工之变化，可以改正经文之讹误，可以分晓诸家之得失，有不容以口舌笔墨争者，是正遵恽氏之遗教也。

以上自上卷桂枝汤至本卷小青龙汤凡十五证，皆有发热之状。此十五种发热各自不同，使医者不能辨别，得主方以治之，其热皆不退。必须能一一细辨，病方就范。

即能辨其发热之属于中风，用桂枝汤；属于伤寒，用麻黄汤；属于温病，用葛根汤。

属于肺热，用麻杏甘石汤；属于胃热，用白虎汤；属于神经热，用葛根芩连汤；属于肠热，用诸承气汤。

属于太阳一日数度发，用桂枝二麻黄一汤，或桂枝麻黄各半汤；

属于表里不解，用桂枝加大黄汤，或白虎加桂枝汤。

属于心阳衰弱，用麻黄附子甘草汤。

属于心下有水气，用小青龙汤，方奏肤功。

而此十五种热不过热之至常者，本集以下所述诸证诸病亦每兼有发热，下集所述诸证诸病亦皆不脱发热之范围。惟其热将悉异于是，未许等视。

医者又当辨其病证，觅其主方，绝不许固执一方，以治诸热。是故经方家退热之效綦捷，退热之方綦多，而其辨热用方之技则殊，非朝夕所可得而几也。今有医者于此，曰：我能以一针退热，病形万变，吾针不改。不拘此为中医冷热之针，抑属西医注射之管，使其属事实胜雄辩，我甘拜下风，使其为欺世之大言，我不暇责焉！

人每以病之能传染者为伤寒，或以传染为伤寒之主要条件，实则《伤寒论》广义之伤寒，决不如是狭仄。今求通俗说法，可曰凡病之发热者皆伤寒也。谓予不信，任君所发何热，论中皆有主方以治此热。所虑者，验方重重，还待明眼之选取耳。《经》曰："今夫热病者，皆伤寒之类也。"然则通俗云乎哉？直古圣人之遗意矣！

第四五案　射干麻黄汤证其一　曹颖甫师医案

曹颖甫师医案：冯仕觉，七月廿一日。自去年初冬始病咳逆，倚息，吐涎沫，自以为痰饮。今诊得两脉浮弦而大，舌苔腻，喘息时胸部间作水鸣之声。

肺气不得疏畅，当无可疑。昔人以麻黄为定喘要药，今拟用射干麻黄汤。

射干四钱　净麻黄三钱　款冬花三钱　紫菀三钱　北细辛二钱　制半夏三钱　五味子二钱　生姜三片　红枣七枚　生远志四钱　桔梗五钱

曹颖甫/拙巢注：愈。

曹颖甫曰：有张大元者，向患痰饮。初每日夜咯痰达数升，后咯痰较少，而胸中常觉出气短促，夜卧则喉中如水鸡声，彻夜不息。

当从《金匮》例投射干麻黄汤，寻愈。

又有杨姓妇素患痰喘之证，以凉水浣衣即发，发时咽中常如水鸡声。

亦用《金匮》射干麻黄汤应手辄效。又当其剧时，痰涎上壅，气机有升无降，则当先服控涎丹数分，以破痰浊，续投射干麻黄汤，此又变通之法也。

第四六案　射干麻黄汤证其二　姜佐景医案

橘皮汤

姜佐景按：有友人庄君国坤者，病呃逆，患之三日，勉饮滚热之开水，则可止呃一分钟许。既治之不差，就诊于余。细察之，计每分钟作呃一十三次，甚均停，夜间亦然。稍入睡，辄因呃而醒。如是合计其三日夜之呃，竟已达五万六千余次之多，此宁非惊人之数、、

余略按其脉，视其舌，抚其额，即疏一方以与之，合计诊察及疏方时间，前后不出五分钟。庄君即电告药铺，嘱遣人来迎方送药。半小时后，药已煎就送到，立饮之，杯未覆，而宿呃顿止。庄君初疑此为热饮之功，非药力之效，勿信焉。既而一分钟后，二分钟后，十分钟后，一点钟后，呃永不发，庄君乃惊为神奇。

余曰：何神奇之有哉？此乃古圣人之遗泽，余不过窃其一二耳。余因检《金匮》橘皮汤方后文示之曰："右二味，以水七升，煮取三升，温服一升，下咽即愈。"并告之曰：古圣人用药二味，已能下咽即愈，况余今所用者，不止此二味哉！

时有友人沈君贤襄亦在侧，睹此变戏法式之治病术，不禁窃怪。曰：我有十余年之宿恙，君亦能愈之，若是其速乎？曰，何病？曰：老咳嗽也。体素健，但自幼即有咳嗽之疾，每届初秋，天气骤凉，必按时举发。初则换衣之时，稍受风寒，即喷嚏不止，继则喉中生痰，呼吸不畅。疾剧

时，夜间难以成寐，时需坐起，气方稍苏。而气管因痰阻碍，一呼一吸，声如锯木。往往头晕目眩，坐卧不安，痛苦殊甚。饮食方面，如肉类等固不敢染指，并烟酒等刺激物品亦在屏绝之例。十数年来，虽经诊治，间或购服西药，终鲜效果。因是每年例须受苦二月许。今秋又渐后发，幸经服姜君方数剂，立即遏止。现已隆冬，仍康好健啖如恒。惟偶闻浓厚之煤气，或略感寒凉，喉中亦立即呼吸有声，但片刻即愈，不须药治。且今晨间起身时，必有浓痰一口，自能吐出，甚称快适。此痰阻塞喉间，不复能出，其苦不堪言状。

曰：是亦不难。因按脉，察苔，抚额，依旧至迅，而上方随成，盖即射干麻黄汤原方是也。

沈贤襄先生，住辣斐德路玉振里三十五号。

射干钱半　麻黄二钱　细辛钱半　紫菀钱半　款冬钱半　姜半夏二钱　五味子一钱　生姜二钱　大枣四枚

次日，沈君服此，恙减其半，续进二剂，咳永除，又岂非下咽即愈之谓乎？

我知阅者必将愿闻沈君宿恙之经过及服药后之反应，则与其由余陈述，迹近于夸，曷若由沈君自言，事属乎真？故沈君径自笔述如下，以告世之同病者：

“鄙人体素健，但自幼即有咳嗽之疾，每届初秋，天气骤凉，必按时举发。……（点校者按：此处省略部分详见上述医案内容所述）且今晨间起身时，必有浓痰一口，自能吐出，甚称快适。前在病时，此痰阻塞喉间，不复能出，其苦不堪言状。回忆缠绵宿疾，恍然若失，多年沉疴，一旦根除，诚令人感佩不止也。

沈贤襄谨志二十六年一月十五日”

射干麻黄汤有其药理在，射干麻黄汤证有其病理在。使吾一一畅发之，诸君安坐而得之，将觉淡然无味，不值一嚼。君若不惜清神而自求之，则兴之所至，可以忘君餐，可以废君寝。此中之乐乐无穷，有不足为外人道者！

第四七案　苓甘五味加姜辛半夏杏仁汤证　曹颖甫师医案

曹颖甫师医案：初诊叶瑞初君，丽华公司化妆部。二月十七日。咳延四月，时吐涎沫，脉右三部弦。

当降其冲气。

茯苓三钱　生甘草一钱　五味子一钱　干姜钱半　细辛一钱　制半夏四钱　光杏仁四钱

二诊：二月十九日。两进苓甘五味姜辛半夏杏仁汤，咳已略平，惟涎沫尚多，咳时痰不易出。

宜与原方加桔梗。

茯苓三钱　生草一钱　五味子五分　干姜一钱　细辛六分　制半夏三钱　光杏仁四钱　桔梗四钱

姜佐景按：叶君现服务丽华公司化妆部，昔与史惠甫君为同事，患咳凡四阅月，问治于史。史固辞之，以习医未久也。旋叶君咳见痰中带血，乃惧而就师诊。服初诊方凡二剂，病即减轻。服次诊方后，竟告霍然。

第四八案　皂荚丸证其一　曹颖甫师亲撰

皂荚丸　控涎丹/十枣汤

曹颖甫师曰：《要略》曰："咳逆上气，时时吐浊，但坐，不得眠，皂荚丸主之。"按：射干麻黄汤证但云"咳而上气"，是不咳之时，其气未必上冲也。若夫本证之咳逆上气，则喘息而不可止矣。病者必背拥叠被六七层，始能垂头稍稍得睡。倘叠被较少，则终夜呛咳，所吐之痰黄浊胶黏。

此证予于宣统二年，侍先妣邢太安人病亲见之。先妣平时喜进厚味，又有烟癖，厚味被火气薰灼，因变浊痰，气吸于上，大小便不通。

予不得已，自制皂荚丸进之，长女昭华煎枣膏汤，如法昼夜四服。以其不易下咽也，改丸如绿豆大，每服九丸。凡四服，浃晨而大小便通，可以去被安睡矣。后一年，闻吾乡城北朱姓老妇，以此证坐一月而死，可惜也！

曹颖甫曰：有黄松涛者，住城内广福寺左近，开设玉器店，其母年七旬许，素有痰饮宿疾，数年未发，体甚健。某秋，忽咳嗽大作，浊痰稠黏，痛牵胸胁，夜不能卧，卧则咳吐，胀痛更甚，前所未见。病发三日，乃延余诊，其脉弦数，气急促，大便三日未行，力惫声嘶，喘不能续，证已危险。

余乃告其家人曰：此属痰饮重证，势将脱，若不急救，再延片刻，无能为矣。于是急取控涎丹一钱五分，以开水冲元明粉三钱吞送。不久，咳减，气急稍定。至晚大便下，作黑色，能安眠。达旦，诸恙尽失。于是始知控涎丹系十枣汤变其体制，用以备急者也。

然考此病本皂荚丸证。《金匮》所谓“咳逆上气，时时吐浊，但坐不得眠，皂荚丸主之”是也。但此证来势暴厉，病体已不支，恐皂荚丸性缓，尚不足以济急耳。

第四九案　皂荚丸证其二　曹颖甫师讲授　姜佐景笔记

小青龙汤　射干麻黄汤　小半夏汤　十枣汤　葶苈大枣泻肺汤

曹颖甫师曰：门人卢扶摇之师曹殿光，芜湖人，年五十所，患痰饮宿疾，病逾十载，扶摇不能治，使来求诊。其证心下坚满，痛引胸胁，时复喘促，咳则连声不已，时时吐浊痰，稠凝非常，剧则不得卧。

余谓其喘咳属支饮，与《伤寒论》之“心下有水气”、《痰饮篇》之“咳逆不得卧”证情相类，因投以小青龙汤，不效。更投以射干麻黄汤，合小半夏汤，又不效。而咳逆反甚，心殊焦急。更思以十枣汤攻之，而十枣又为胸胁悬饮之方。思以葶苈大枣降之，而泻肺系为肺胀肺痈而设，皆非的对之剂。纵投之，徒伤元气，于病何补？

因念其时吐痰浊，剧则不得卧，与《金匮》所载皂荚丸证，大旨相同。遂以皂荚炙末四两，以赤砂糖代枣和汤，与射干麻黄汤间服之。共八剂，痰除喘平，诸恙尽退。

第五〇案　皂荚丸证其三　曹颖甫师讲授　姜佐景笔记

曹颖甫师曰：余尝自病痰饮，喘咳，吐浊，痛连胸胁。

以皂荚大者四枚炙末，盛碗中，调赤砂糖，间日一服。连服四次，下利日二三度，痰涎与粪俱下，有时竟全是痰液。病愈后，体亦大亏。于是知皂荚之攻消甚猛，全赖枣膏调剂也。夫甘遂之破水饮、葶苈之泻痈胀，与皂荚之消胶痰，可称鼎足而三。惟近人不察，恒视若鸩毒，弃良药而不用，伊谁之过欤？

曹颖甫曰：余治张大元喘咳不得卧，亦用控涎丹法，一下而愈。近数年来大元染有烟癖，浓痰和水而出，一夜得一大玻璃杯。诸痰饮方绝无功用，皂荚灰亦无济。大约水气太甚者，既不当用涤除油垢之法，而中有浓痰者又非温药所能治乎？

姜佐景按：鸦片本为大药，彼以大药为家常便饭，宜乎他药之不能奏功。故任何病证发于嗜烟之体，较常人为难治，不啻倍蓰者，常历试不爽也。

第五一案　皂荚丸证其四　曹颖甫师医案

曹颖甫师医案：郑左，住方浜路口，年八十二岁。咳嗽，四肢浮肿，咳而上气，但坐不眠，痰甚浓厚。今按两脉结代。

湿痰之体，咳嗽，四肢浮肿，病情属溢饮，原当发汗利小便。但以浊痰阻于胸膈，病急则治其标，法当先用皂荚丸以下胸膈之痰，俾大小便畅行，得以安睡，方是转机。今按两脉结代，结代之脉，仲景原以为难治。药有小效，方议正治。

土皂荚去黑皮，去子，去弦，酥炙研细，蜜丸如桐子大。

每服三丸，日三服，以黑枣二十枚，浓煎去渣送丸

曹颖甫/拙巢注：病家将此方询诸他医，医以剂峻，劝勿服。其后究竟如何，不可得而矣。

曹颖甫曰：皂荚丸之功用，能治胶痰，而不能去湿痰。良由皂荚能去积年之油垢，而不能除水气也。然痰饮至于嗽喘不已，中脘必有凝固之痰，故有时亦得取效。惟皂荚灰之作用乃由长女昭华发明。彼自病痰饮，常呕浓厚之痰，因自制而服之。二十年痰饮竟得劖除病根。予服之而效。曹殿光适自芜湖来诊，病情略同，故亦用之而效也。

姜佐景按：《金匮》本方云："皂荚八两，刮去皮用，酥炙。右一味末之，蜜丸桐子大，以枣膏和汤，服三丸，日三夜一服。"刮去皮用者，刮去其外皮之黑衣也。酥炙者，用微火炙之，使略呈焦黄即得，勿成黑炭也。服三丸者，每服三丸也。日三夜一服者，日中三服，夜间一服，竟日共四服，计十二丸也。故或云本药荡涤刺激之力甚大，一日用量不得过梧子大三丸者，非也。枣膏和汤者，言预用枣肉煎熬成膏，及应用时，取膏加热水，使混和成汤，送本丸也。尤氏云：饮以枣膏，安其本也。此说甚是。伸言之，即恐皂荚入胃，非但去浊痰，并将殃及胃中宝贵之津液，故必用枣膏以固护之，此吾友吴凝轩之说也。吾师代枣膏以砂糖，无非取其

便捷，然其保津之功，恐不及枣膏远甚。顾二者皆属甘味，与甘草之安肠生津，饴糖之建中定痛，有异曲同工之妙。

综计以上本汤四案，第一案邢太安人先一日四服，共进如梧子大者十二丸，次一日共进如绿豆大者三十六丸。今案凡蜜丸如梧子大之丸药，每钱约得十余丸，则如梧子大十二丸者，量仅钱许耳。第二案曹殿光用皂荚末四两者，乃其八日间之总量也。即先一日服皂荚末一两，次日改服射干麻黄汤一剂，以后第三、第五、第七日同第一日，第四、第六、第八日同第二日。按每日服末一两较第一案之钱许，量已大增，但此为皂荚焦黑之灰，彼为同品炙黄之质。黑者力微，黄者力巨，故其量为反比，而二者病情又有重轻之分，故量虽迥异，并非矛盾。第三案吾师自以皂荚大者四枚炙末，盛之得一小半碗。余尝试择大皂荚一枚，不去皮弦与子，衡之，得新秤一两许。又取大者二枚，炙之使焦，研之为末，衡之，得六钱许。是四枚末约为一两二钱许，与第二案所称之两许，亦尚相合。第四案如古法，与第一案同。按本药究属峻品，无经验之医生初次试用，宁自每服五分递加，较为妥当。

又按：用皂荚无非取其荡涤胶痰，而其能荡涤胶痰者，盖即赖其中含有石碱素。余云岫先生曰：吾辈所用之驱痰剂，西药如西尼加根，中药如远志、桔梗、皂荚，中皆含有石碱素，所谓刺激性驱痰剂是也。故用牙皂之荚，可以代西尼加根云云。中西学说相通，信哉。

曹颖甫曰：除痰之药以有碱性者为长，故咯痰不出者，用桔梗甘草汤，无不克日取效，以桔梗含有碱性故也。痰黏胸膈而不出，则用有碱性之桔梗以出之，所谓“在高者引而越之”也。胶痰在中脘，则用有碱性之皂荚以下之，所谓“在下者引而竭之”也。凡用药有彻上彻下之异，可因此而观其通矣。

第五二案　泽泻汤证　曹颖甫师医案

曹颖甫师医案：管右，住南阳桥花场。九月一日。咳吐沫，业经多年，时眩冒，冒则呕吐，大便燥，小溲少，咳则胸满。

此为支饮，宜泽泻汤。

泽泻一两三钱　生白术六钱

姜佐景按：本案病者管妇年三十余，其夫在上海大场莳花为业。妇素有痰饮病，自少已然。每届冬令必发，剧时头眩，不能平卧。

师与本汤，妇服之一剂，既觉小溲畅行，而咳嗽大平。续服五剂，其冬竟得安度。明年春，天转寒，病又发。师仍与本方，泽泻加至二两，白术加至一两，又加苍术以助之，病愈。至其年冬，又发。宿疾之难除根，有如是者！

《伤寒》、《金匮》中小方甚多，吾师亦常用之。佐景因笔墨不闲，未暇一一详举。神而明之，存乎其人。

以上自小青龙汤至泽泻汤凡五证，皆治痰饮。小青龙汤以心下有水气为主，射干麻黄汤以喉中水鸡声为主，苓桂五味加姜辛半夏杏仁汤以吐涎沫为主，皂荚丸以胶痰为主，泽泻汤以眩冒为主，此其大较也。

第五三案　桂枝加龙骨牡蛎汤证其一

曹颖甫师医案

曹颖甫师医案：周左，早年精气不固，两足乏力，头晕目花。

证属虚劳，宜桂枝加龙骨牡蛎汤。

川桂枝三钱　生白芍三钱　生甘草二钱　龙骨一两（先煎）　左牡蛎三两（先煎）　大黑枣十二枚　生姜八片

姜佐景按《要略》云：“男子失精，女子梦交，桂枝加龙骨牡蛎汤主之。”故本汤之治遗精，医者所尽知也。顾知之而不能用之，其所用者，每偏于肾气丸一方，加补益之品，如续断、杜仲、女贞子、菟丝子、核桃肉之属。吾师治此种病，一二剂即已。余依师法而行之，其效亦然。

时事新报馆黄君舜君患遗精已久，多劳则剧，不喜服重剂药。为疏桂枝白芍各钱半、炙草一钱、生姜一片、大枣四枚、龙骨牡蛎各三钱，三服而瘥。

另有邹萍君年少时，染有青年恶习，久养而愈。本冬遗精又作。服西药，先二星期甚适，后一星期无效，更一星期服之反剧。精出甚浓，早起脊痛头眩，不胜痛苦。自以为中西之药乏效，愁眉不展。余慰之曰，何惧为，予有丹方在，可疗之。以其人大胆服药，予桂枝白芍各三钱、炙草二钱、生姜三大片，加花龙骨六钱、左牡蛎八钱，以上二味打碎，先煎二小时。一剂后，当夜即止遗。虽邹君自惧万分，无损焉。第三日睡前，忘排尿，致又见一次。以后即不复发，原方加减，连进十剂，恙除，精神大振。计服桂枝芍药各三两，龙骨六两，牡蛎八两矣。其他验案甚多，不遑枚举。

曹颖甫曰：此方不惟治遗精，并能治盗汗。十余年中，治愈甚众，但以数见不鲜，未录方案，并姓名居址而忘之矣。按桂枝汤本方原为营弱卫强、脾阳不振、不能令汗出肌腠而设。故辛甘发散以助脾阳，令肌腠中发出之汗液与皮毛中原有之汗液混合而出，然后营气和而自汗可止。盗汗常在夜分，营气夜行于阳，则其病当属肌腠不密，汗随营气而外泄。营病而卫不病，亦为卫不与营和，故用桂枝汤本方，以和营卫二气，加龙骨、牡蛎以收外浮之阳，故盗汗可止。若营卫未和，而漫事收敛，吾知其必无济也。吴生凝轩盖亲验之。

第五四案　桂枝加龙骨牡蛎汤证其二
曹颖甫师医案

曹颖甫师医案：季左，十月十二日。夜寐喜盗汗，脉阳浮阴弱。

宜桂枝加龙骨牡蛎汤。

川桂枝四钱　生白芍三钱　生草一钱　龙骨四钱　左牡蛎一两　生姜

八片　红枣十二枚

姜佐景按《要略》云："男子平人，脉虚弱细微者，喜盗汗也。"《巢源·虚劳盗汗候》云："盗汗者，因眠睡而身体流汗也。此由阳虚所致，久不已，令人羸瘠枯瘦，心气不足，亡津液故也。诊其脉，男子平人脉虚弱微细，皆为盗汗脉也。"丹波氏云："《金鉴》云，此节脉证不合，必有脱简，未知其意如何。盖虚劳盗汗，脉多虚数，故有此说乎？"吾师则曰："此证桂枝加龙骨牡蛎汤所得而主之也。"

如本案所示，即其一例。服药后，每每周身得微微热汗出，以后即不盗汗矣。余用本方者屡，得效与治失精同。吴兄凝轩昔尝患盗汗之恙。医用浮小麦、麻黄根、糯稻根以止其汗。顾汗之止仅止于皮毛之里，而不止于肌肉之间，因是皮肤作痒异常，颇觉不舒。后自检方书，得本汤服之，汗止于不知不觉之间云。

本汤既可治盗汗，又可治遗精，更可治盗汗之兼遗精者，所谓虚劳人是也。以中医之旧理释之，必曰：汗者，津液之散于表者也；精者，津液之注于下者也。虽有表、下之不同，而本汤能保津液则一。此种抽象之说理，原属不错，但实在之病理变化决不如此简单。余更见一病者，先患盗汗，医以糯稻根、浮小麦等品以止之，于是遗精作。医又以熟地、五味、术、杞以补之，于是盗汗又起。二者更替为病，诸名医竟无术以疗之。缠绵数月，病者发狂，自楼上向街跃下。医院惧其生事，婉劝出院，后不知究竟。尚忆其人以服药日久，多看载药用说明之包药纸，亦能稍明药性。因是医下一药，彼必曰此药太热，或曰此药过凉。余按其人之病不足虑，而其评药之习却可畏，卒不得良医以起之者，非无因也！

曹颖甫曰：一知半解为近世病家通病，而时医又从而恐吓之，谓某药不可轻试，故遇方治稍重者往往弃而弗服，一遇重证，多至不救。伧楚之生命固不足惜，其如医学之晦盲何哉！

姜佐景又按：陆自量先生作《桂枝龙骨牡蛎汤之治验篇》云："中表某君有四岁女，患小便频数，日夜无度，然无其他症状。夜必遗尿数次，彼母深恶之，遂求治于余，以疗此恶疾。余沉思之，窃念遗尿之病，世多此疾，而无此方。在小儿则为司空见惯，在大人亦为秘密暗疾，故世少特效方，此亦破题儿之治证也。

俄顷，悟得《金匮》桂枝加龙骨牡蛎汤为治男女失精、梦交之良方，曾有人施治于膀胱咳证，且日人以此汤疗久年遗尿，每得特效，虽未亲历，实验所载，谅不我欺，乃处以整个的桂枝加龙骨牡蛎汤（桂枝、芍药各二钱，生姜二片，红枣四枚，龙牡各五钱），令试服之，竟二剂，遗尿已愈，溲数亦调。于服药时，彼母佯为枣子汤与之，故该孩颇为欢迎，盖系纯属甘味，绝无苦口之药，虽有生姜之辛，尽为甘味所掩。服后亦无反射影响，故该孩屡索枣子汤不已也。

考遗尿证系肾脏泌尿作用兴奋，膀胱尿道括约肌麻痹而弛缓，致患尿意频数。投此汤，大枣、甘草正能缓和肾脏泌尿之兴奋，桂枝、生姜含有挥发油，能直达生理变常之所在地——病处——刺激括约肌之麻痹，使之兴奋；同时以龙骨、牡蛎含有石灰质，芍药含有单宁酸，能为之收敛，遗尿病遂由是而愈也。此汤之能愈失精者，亦从而知之矣”（录《苏州国医杂志》）。

余亦曾仿此用本汤治高年妇人遗尿，其结果大致甚佳。惜其报告系由人辗转传来，故不甚详明耳。读者如遇此证，大可一用此汤，盖以补治虚，以涩治遗，乃吾中医之大法，复何疑为？

第五五案　炙甘草汤证其一　曹颖甫师讲授　姜佐景笔记

曹颖甫师曰：律师姚建，现住小西门外大兴街。尝来请诊，眠食无恙，按其脉结代，约十余至一停，或二三十至一停不等。又以事繁，心常跳跃不宁。

此仲师所谓“心动悸，脉结代，炙甘草汤主之”之证是也。因书经方与之，服十余剂而瘥。

炙甘草四钱　生姜三钱　桂枝三钱　潞党参二钱　生地一两　真阿胶二钱（烊冲）　麦冬四钱　麻仁四钱　大枣四枚

姜佐景按：大论原文煎法，用清酒七升、水八升合煎。吾师生之用本汤，每不用酒，亦效。惟阿胶当另烊冲入，或后纳烊消尽，以免胶质为他药黏去。余用阿胶至少六钱，分二次冲，因其质重故也。

曹颖甫曰：阳气结涩不舒，故谓之结；阴气缺乏不续，故谓之代。代之为言，贷也，恒产告罄，而称贷以为生，其能久乎？固知《伤寒·太阳篇》所谓难治者，乃专指代脉言，非并指结脉言也。

第五六案　炙甘草汤证其二　曹颖甫颖医案

曹颖甫颖医案

初诊：唐左，史惠甫介绍。十月二十日。脉结代，心动悸。

炙甘草汤主之。此仲景先师之法，不可更变者也。

炙甘草四钱　川桂枝三钱　潞党参三钱　阿胶珠二钱　大麻仁一两　大麦冬八钱　大生地一两　生姜五片　红枣十枚

姜佐景按 唐君居春申，素有心脏病，每年买舟到香港，就诊于名医陈伯坛先生。先生用经方，药量特重，如桂枝、生姜之属动以两计。大锅煎熬，药味奇辣，而唐君服之，疾辄良已。今冬心悸、脉结代又发，师与炙甘草汤，服至三五剂，心悸愈，而脉结代渐稀，尚未能悉如健体。盖宿疾尚赖久剂也。君又素便秘，服药则易行，停药则难行，甚须半小时之久，故师方用麻仁一两之外，更加大黄三钱。

二诊：十月二十三日。二进炙甘草汤，胃纳较增，惟口中燥而气短，左脉结代渐减，右脉尚未尽和。

仍宜前法加减。加制军者，因大便少也。

炙甘草五钱　川桂枝四钱　潞党参五钱　阿胶珠二钱　大熟地一两

大麻仁一两　麦冬四钱　紫苏叶五钱　天花粉一两　生姜三片　红枣七枚　制军三钱

第五七案　炙甘草汤证其三　曹颖甫师讲授　姜佐景笔记

曹颖甫师曰：昔与章次公诊广益医院庖丁某，病下利，脉结代。

次公疏炙甘草汤去麻仁方与之。当时郑璞容会计之戚陈某适在旁，见曰：此古方也，安能疗今病？次公忿与之争。仅服一剂，即利止、脉和。盖病起已四十余日，庸工延误，遂至于此。此次设无次公之明眼，则病者所受苦痛，不知伊于胡底也。

姜佐景按：本案与前案同例，惟一加麻仁，一去麻仁，均具深意，岂流俗庸工之所知哉？古方不能疗今病，逼肖时医口吻，第不知何所据而云然，何怪江南无正伤寒之论调犹盛于今日也。黄钟毁弃，瓦釜雷鸣，付之一叹！

曹颖甫曰：玉器公司陆勋伯寓城隍庙引线弄，年逾六秩，患下利不止，日二三十行，脉来至止无定数。玉器店王友竹介余往诊。

余曰：高年结脉，病已殆矣。因参仲圣之意，用附子理中合炙甘草汤，去麻仁，书方与之。凡五剂，脉和利止，行动如常。

按：古方之治病，在《伤寒》、《金匮》中，仲师原示人加减之法，而加减之药味，要不必出经方之外，如阴亏加人参而去芍药，腹痛加芍药而去黄芩，成例具在，不可诬也。如予用此方，于本证相符者则用本方，因次公于下利者去麻仁，遂于大便不畅者重用麻仁，或竟加大黄；遇寒湿利则合附子理中；于卧寐不安者，加枣仁、朱砂。要不过随证用药，绝无异人之处，仲景之法，固当如此也。

姜佐景又按：余用本方，无虑百数十次，未有不效者。其证以心动悸为主。若见脉结代，则其证为重，宜加重药量。否则，但觉头眩者为轻，投之更效。推其所以心动悸之理，血液不足故也，故其脉必细小异常。妇女患此证之甚者，且常影响及于经事。动悸剧时，左心房处怦怦自跃，不能自已。胆气必较平时为虚，不胜意外之惊恐，亦不堪受重厉之叫呼。夜中或不能成寐，于是虚汗以出，此所谓阴虚不能敛阳是也。及服本汤，则心血渐足。动悸亦安，头眩除，经事调，虚汗止，脉象复，其功无穷。

盖本方有七分阴药，三分阳药，阴药为体，阳药为用。生地至少当用六钱，桂枝至少亦须钱半，方有效力。若疑生地为厚腻，桂枝为大热，因而不敢重用，斯不足与谈经方矣。余治验过多，不暇尽数证引，姑简述一二如下：

有卢氏妇经事淋漓不清，其夫忧之，虑成漏证。与本汤一剂，经即止，神即安。

有王氏妇足肿不良于行，每日下午三四时许，背脊酸痛，不可名状。服本汤三剂，肿者退，而痛者除。

有马姓女郎患失眠，又易怒。服此汤后，日间亦欲眠，不与人忤矣。病家无识，以为服药之后，何反神惫也？不知今日之多眠即所以代偿前此之失眠（与病愈后之多食同例），迨偿负既足（有偿至旬日之久者），安用昼寝为？

有沈姓教师，经西医诊断，患心脏病，而治心脏病之特效药尚未发明，戚然来问计。余曰，君所需之特效药早已发明，其发明之日至少在距今一千七百年以前，君特不自知耳！教师愕然，服本汤而心脏病除。

有吴姓老妇两手臂筋挛。服本汤得屈伸自如。

夫经漏、足肿、脊楚、失眠、易怒、心病、筋挛，病象万千，余何能一方而愈之？实告读者，辨证之功也。

本汤证在男子多发于病后，在女子每见于平日。但吾国妇女最喜讳疾忌医，君如告之曰病，彼不信也。试服汤而精神焕发，兴趣倍增者，彼曰；我前此体虚也。果依此说，炙甘草汤能补虚，然则《伤寒》方又岂惟专治伤寒而已哉？柯氏谓《伤寒论》中多杂病方，信然。

神交邵子餐芝贻书教曰，本录脉诊一项似欠详明。余拜聆之下，无任感铭。爰特添述本证脉象一二如下，以补前愆。按本汤证脉象数者居多，甚在百至以上；迟者较少，甚在六十至以下。服本汤之后，其数者将减缓，其缓者将增速，悉渐近于标准之数。盖过犹不及，本汤能削其过而益其不及，药力伟矣。又血亏甚者，其脉极不任按，即初按之下，觉其脉尚明朗可辨，约一分钟后，其脉竟遁去不见，重按以觅之，依然无有。至此，浅识之医未有不疑虑丛生者。但当释其脉，稍待再切，于是其脉又至。试问脉何以不任按，曰血少故也。迨服本汤三五剂后，脉乃不遁，可以受按。此皆亲历之事，绝非欺人之语。依理，一人二手，其脉当同，然而事实上不尔，左右二脉每见参商。脉理之难信，有如是者。抑吾国同胞不甚讲究健康，尤以妇女为甚。试执一无病之人而切其脉，辄多病象，或至数不合，或洪细无度，以医学之目光衡之，悉是病体，而同胞不自以为病。一旦发热卧床，病上加病，其病脉又加异象，几至不可究诘，直有难以言语形容之者，即使勉事形容，而人亦难能了解者。脉象之难言，又有如是者。故拙按中言脉象略简者，未尝无苦衷于其间也。

第五八案　小建中汤证其一　曹颖甫师医案

曹颖甫师医案：王右，腹痛，喜按，痛时自觉有寒气自上下迫，脉虚弦，微恶寒。

此为肝乘脾，小建中汤主之。

川桂枝三钱　大白芍六钱　生草二钱　生姜五片　大枣十二枚　饴糖一两

姜佐景按：大论曰："伤寒二三日，心中悸而烦者，小建中汤主之。"又曰："伤寒，阳脉涩，阴脉弦，法当腹中急痛，先与小建中汤。"《要略》曰："虚劳，里急，悸，衄，腹中痛，梦失精，四肢酸疼，手足烦热，咽干，口燥，小建中汤主之。"似未言有寒气上自胸中下迫腹中之证，惟吾师以本汤治此寒气下迫之证而兼腹痛者，其效如神。

推原药理，有可得而言者，盖芍药能活静脉之血故也。详言之，人体下身静脉之血自下上行，以汇于大静脉管，而返注于心脏。意者本证静脉管中必发生病变，有气逆流下行，故痛。须重用芍药，以增静脉回流之力，而消其病变，故病可愈。

昔吴兄凝轩患腹中痛，就医久治不愈。自检方书，得小建中汤，乐其能治腹痛，即照录原方，用白芍至六钱，桂枝至三钱。自以为药量仅及古人什之一，轻甚，且未用饴糖。服后，腹中痛随除，惟反觉其处若空洞无物，重按更适。盖其时腹中静脉血向上回流过盛，动脉血不及调剂，又无饴糖以资补充故也。凝轩曾历历为吾言，可为明证。学者可暂识此理，更与下卷奔豚各案合考之，自得贯通之乐。

今之医者每不用饴糖，闲尝与一药铺中之老伙友攀谈，问其历来所见方中，有用饴糖者乎？笑曰：未也。可见一斑。先贤汪讱庵曰："今人用小建中者，绝不用饴糖，失仲景遗意矣。"然则近古已然，曷胜叹息。夫小建中汤之不用饴糖，犹桂枝汤之不用桂枝，有是理乎？

第五九案　小建中汤证其二　曹颖甫师医案

曹颖甫师医案：顾右，十月二十六日。产后，月事每四十日一行，饭后则心下胀痛，日来行经，腹及少腹俱痛，痛必大下，下后忽然中止，或至明日午后再痛，痛则经水又来，又中止，至明日却又来又去，两脉俱弦。

此为肝胆乘脾脏之虚，宜小建中加柴、芩。

桂枝三钱　生白芍五钱　炙草二钱　软柴胡三钱　酒芩一钱　台乌药钱半　生姜五片　红枣十二枚　饴糖三两

曹颖甫/拙巢注：一剂痛止，经停，病家因连服二剂，全愈。

姜佐景按：余初疑本证当用温经汤加楂、曲之属，而吴兄凝轩则力赞本方之得。

师曰：大论云“伤寒，阳脉涩，阴脉弦，法当腹中急痛，先与小建中汤，若不差者，小柴胡汤主之。”我今不待其不差，先其时加柴、芩以治之，不亦可乎？况妇人经水之病，多属柴胡主治，尔侪察诸云云。翌日据报，病向愈矣。

第六〇案　当归建中汤证　曹颖甫师医案

曹颖甫师医案：宗嫂，十一月十七日。月事将行，必先腹痛，脉左三部虚。

此血亏也，宜当归建中汤。

全当归四钱　川桂枝三钱　赤白芍各三钱　生甘草钱半　生姜三片　红枣七枚　饴糖二两（冲服）

姜佐景按：当归建中汤，即桂枝汤加味也。姑以本方为例，甘草之不足，故加饴糖；白芍之不足，故加赤芍；桂枝之不足，故加当归。《本经》表桂枝治上气咳逆，表当归治咳逆上气，然则其差也仅矣。我今用简笔法，略发其义于此，而贻其详界读者。

第六一案　黄芪建中汤证　姜佐景医案

姜佐景医案　初诊：病者王女士为友人介绍来诊者，芳龄二八，待嫁闺中。经停始于今春，迄今约九月矣。诘其所以，答谓多进果品所致。察其皮色无华，咳呛不已，缓步上梯，竟亦喘息不止。他状悉如脉案所列，盖流俗所谓干血痨也。

王女士，经停九月，咳呛四月，屡医未效。刻诊脉象虚数，舌苔薄腻，每日上午盗汗淋漓，头晕，心悸，胸闷，胁痛，腹痛喜按，食少喜呕，夜寐不安，咳则并多涎沫。证延已久，自属缠绵。

曾历访中西名医，遍求村野丹方，顾病势与日俱增，末如之何焉。余初按其脉，即觉细数特甚，按表计之，每分钟得一百四十余至，合常人之脉搏恰强二倍。据述在家终日踡卧被中。如是则恶寒稍瘥。

依旧说，此为木火刑金，凶象也；依新说，肺病贫血甚者，脉管缩小故也，其预后多不良云云。

余何人斯，乃敢当此重证？相对之顷，实难下药。乃默思本证之癥结有三：经停不行，其一也；肺病而咳，其二也；腹痛恶寒而盗汗，其三也。

将用攻剂以通其经乎，则腹无癥瘕，如虚不受劫何？将用肺药以止其咳乎，则痨菌方滋，如顽不易摧何？无已，姑治其腹痛恶寒而盗汗，用当归建中汤合桂枝龙骨牡蛎法，疏极轻之量以与之。得效再议。

川桂枝一钱　大白芍二钱　生甘草八分　生姜一片　红枣四枚　粽子糖四枚　全当归二钱　花龙骨四钱（先煎）　煅牡蛎四钱（先煎）

粽子糖者，即饴糖所制，糖果店所售，较用饴糖为便捷，此吾师法也。

病家持此方笺以购药，药铺中人又笑曰：糖可以为药，此医可谓幽默矣。

越三日，病者来复诊，喜出望外，欣然告谢。其详请阅二诊案。

姜佐景按：观本案所疏药量之轻，案文之俗，一望而知非吾师之方矣。

二诊：三进轻剂当归建中汤加龙骨牡蛎，盗汗已除十之三四，腹痛大减，恶风已罢，胸中舒适，脉数由百四十次减为百二十次，由起伏不定转为调匀有序，大便较畅，咳嗽亦较稀，头晕心悸略瘥。

前方尚合，惟量究嫌轻。今加重与之，俟盗汗悉除，续谋通经。

炙黄芪三钱　川桂枝钱半　肉桂心二分　炙甘草钱半　大白芍三钱　全当归四钱　生姜二片　红枣八枚　粽子糖六枚　龙骨六钱（先煎）　牡蛎八钱（先煎）

姜佐景按：病者曰："吾初每夜稍稍动作，即觉喘息不胜。自服前方三小时后，喘息即定，虽略略行动，无损矣。三服之后，恙乃大减。向吾进饭半盅，今已加至一全盅矣。”余初以为腹痛稍定，即为有功，不意咳嗽亦差，脉搏反减而调。呜呼！圣方之功伟矣。

三诊：又越三日，病者来三诊，神色更爽于前，扶梯而上，已无甚喘急之状。询之，答谓盗汗悉除，恶风已罢，日间喜起坐，不嗜卧矣。饭量由一盅加至一盅有半。而其最佳之象，则尤为脉数由百二十至减为百十有四至，咳嗽亦大稀，舌苔渐如常人。

余乃改用润肺养阴宁咳化痰之剂，如象贝、杏仁、款冬、紫菀、麦冬、沙参之属。

五剂竟无进退。后有老医诏余曰：子之弃建中而用贝杏者，误也。若是之证，当换笺不换方，虽服之百日，不厌其久也。余谨志而谢之。后此证变化如何，自在阅者诸君雅注之中，第以不在本证范围，姑详他案后。[点校者按，即第六八案桃核承气汤证中所述：病者王女士自服治肺之药乏效，坚请设法根治。余曰：根在干血，当下之。姑试以最轻之量，计桃仁泥二钱，制川军一钱半，元明粉钱半（分二次冲），加其他和平扶正之品。二剂后，果下黑如河泥之物。依理，此为病根之拔，正为佳兆。然而病者因是不能起床，胃纳转呆，精神又颓。虽云可用补益之药以善其后，然而病家恐惧，医更难于措手。所谓得不偿失者是也，阅者鉴之。]

于此有一重要问题之发生，不容搁置而勿论焉。问题维何？即所谓阳虚虚劳、阴虚虚劳之辨是也。

后贤多谓古者民风朴素，惟勤劳是务，故其所患虚劳多属阳虚虚劳，宜建中剂；今者世风卑下，男女授受相亲，故其所患虚劳，多属阴虚虚劳，宜养阴剂。二者误用，祸如反掌云云。

而《兰台轨范》之说，则较为近理。《轨范》曰：“古人所云虚劳，皆是纯虚无阳之证，与近日之阴虚火旺、吐血咳嗽者正相反，误治必毙。今日吐血、咳嗽之病，乃血证，虽有似虚劳，其实非虚劳也。”又曰：“小建中汤治阴寒阳衰之虚劳，正与阴虚火旺之病相反，庸医误用，害人甚多，此咽干口燥，乃津液少，非有火也。”

又汤本氏云："余往年误认师论及诸家学说，用黄芪建中剂于肺结核，常招失败。当时学识尚浅，不知其故。及读《兰台轨范》诸书，乃始晓然。惧后之人蹈余覆辙，故表而出之，盖胶饴性大温，有助长炎症之弊；芍药之收敛，又有抑遏皮肤肺肠肾脏排泄机能之作用。故误用本方于肺结核时，一方面助长炎症，他方面阻止结核菌毒素之排泄，故令病势增恶耳。"

按以上诸家之说，诚足为吾人参考之资，请重以余浅薄之经验衡之。本案王女士所患之病，确为肺结核，使汤本氏之说而信，又安能六服轻剂建中汤而得大效耶？推求其得效之故何在，亦无非此肺结核者适有建中汤之证耳。使其无建中汤证，则其不效，当如汤本氏所期矣。诚以结核之范围至广，结核之病期至久，其间变化万端，岂某一方所能主治，又岂必无某一方所适治之证？故曰建中汤不得治肺结核，犹曰桂枝汤不能治太阳病（适为脉紧无汗之麻黄证），其失惟一。

至《轨范》所云阴虚火旺，吐血咳嗽，确为肺痿，为肺痈，为血证，要略自有正治。请检本书肺痈案所载，即可得其一隅。其案内附记之曹夫人恶寒盗汗，与阳虚虚劳几无以异。然卒能以甘寒之药愈之，其不混淆为一者，辨证之功也。后人误称此等证亦曰虚劳，于是有阳虚虚劳、阴虚虚劳之辨。实则古今人同有此所谓二种虚劳之证，后人既误其名称，复化其药味，驯至古今判然，学者大惑。负整理中医之责者，又安可不揭其秘也哉？

曹颖甫曰：通俗医界莫不知培土生金之说，然往往不能用之适当者，不通仲师之医理故也。夫阳浮阴弱则汗自出，汗常出则脾病，而肺亦病。肺病则气短矣，汗常出则恶风矣。故桂枝汤本方原为扶脾阳作用，仲师不曰系在太阴乎？病积既久，脾阳益虚，肝胆之气乘之，乃至胸胁腹中俱病，故加饴糖以补脾。饴糖者麦精所煎也，但使脾阳既动，饮食入胃，自能畅适。当归黄芪亦补脾之药也，加龙骨牡蛎，则《金匮》虚劳盗汗之方治也。要而言之，不过是培土生金之用。苟得其精理所在，幸无为群言所乱也。

姜佐景又按：本案拙见意谓肺痨病者确有时属建中汤证，而谭次仲先生之卓识则更进一步，确定建中汤为治虚痨之主方，且阐述其义，无不与西医学相吻合。其言曰：

“盖治肺痨，近世尚未有特效药。最重要的对症疗法为健胃与营养，以使体重增加，肺之局部症状因而轻快之一法。考《金匮·虚劳篇》，首立小建中汤。本汤以桂枝、生姜为君，此即西药中所谓芳香辛辣之健胃剂也。方中配以饴糖，即西药中之滋养品也。三味均西医所同备者。而证以中医之解释，亦无丝毫违异焉。陈修园云：建中者，建立其中气也。尤在泾云：治虚劳而必以建中者，何也？盖中者，脾胃也（脾乃消化机关之胰，而非造血脏器之脾。详证拙著《中医与科学》一书，书本此字俱误）。盖虚劳不足，纳谷者昌，故必立其中气，中气之立，必以建中也。余谓古人以建中汤谓健胃剂，此非其明证欤？且桂枝之芳香，能缓解气管支神经之痉挛，有排痰镇咳之效，已于《痰饮篇》之苓桂术甘汤开其端，所以仲景立小建中汤为治虚劳之主方也（但痰多者嫌其太甜，燥多者嫌其太热，可用他药代之，而师其健胃营养之法可也）。其余若发热盗汗、失精梦交，则有二加龙牡汤及桂枝加龙牡汤，失眠则有酸枣仁汤，腰痛有肾气丸，补虚有黄芪建中汤，此皆仲圣治虚劳之正法，俱载《金匮·虚劳篇》中。考科学医对肺结核之药物疗法，皆完全若合符节者焉。”（录《中西医药》二卷二期，谭著《论国医非科学化则必亡及略举科学整理之方法》）。

高瞻远瞩，弥足钦也！

第六二案　芍药甘草汤证其一　曹颖甫师医案

四嫂，十一月十三日。足遇多行走时则肿痛，而色紫，始则右足，继乃痛及左足。天寒不可向火，见火则痛剧。故虽甚恶寒，必得耐冷。然天气过冷，则又痛。眠睡至浃晨，而肿痛止，至夜则痛如故。

按历节病足亦肿，但肿常不退，今有时退者，非历节也。惟痛甚时筋挛，先用芍药甘草汤以舒筋。

赤白芍各一两　生甘草八钱

曹颖甫/拙巢注：二剂愈。

第六三案　芍药甘草汤证其二　姜佐景医案

姜佐景医案：

佐景按：挚友张君挚甫，客居海上。雇有年老女佣一人，方来自原籍浙江黄岩，未越半月，而病已七日矣。其病右足拘急，不能行，行则勉强以跟着地，足尖上向，如躄者然，夜则呼痛达旦，阖家为之勿寐。右足踝骨处又因乘轮擦伤，溃烂不能收口。老媪早年尝有所谓疯气之疾，缠绵三年方愈，自惧此番复发，后顾堪虞，嗒然若丧，哭求归里。挚甫怜之，亟来请诊。余细察之，右胫之皮色较左胫略青。

此有瘀滞也，宜芍药甘草汤以疏之。乃书：

京赤芍八钱　生甘草四钱

方成，挚甫以为异，亲为煎煮。汤成，老媪不肯服。曰：服之无济也，吾年前之恙略同于此，三年而后已，今安有一药而瘥者？强而后进。

翌日复诊，媪右足已能全部着地，惟溃烂处反觉疼痛。

余即就原方加生甘草二钱，使成六钱。炙乳、没各八分，外用阳和膏及海浮散贴之。

又翌日访之，老媪料理杂务，行走如健时。及见余，欢颜可掬。察之，右胫青色略减，溃处亦不痛矣。挚甫率之，长揖共谢。曰：君之方，诚神方也，值廉而功捷。余逊辞曰：我不能受君谢，君当致谢于吾师，吾师尝用此而得效也。然吾师将亦曰：我不能受君谢，君当致谢于仲师。仲师曰："作芍药甘草汤与之，其脚即伸也"。挚甫略知医，曰：有是哉！执此观之，今人以本汤为小方，不屑一用之者，非也。或姑信而用之，而药量欠重，不效如故，致用而失望者，亦未达一间也。

然则究竟芍药之功用为如何？吾友吴君凝轩曰：芍药能活静脉之血，故凡青筋暴露、皮肉挛急者，用之无不效。善哉！一语破千古之奥谜，酸收云乎哉？若言酸收，余另有新说，已详桂枝汤按中，虽未得为定论，要胜于俗说多多焉。

芍药能令足部之静脉血上行，使青筋隐退、步履如旧者，此芍药甘草汤中芍药之功也。患桂枝汤证者服桂枝汤后，其动脉血既畅流于外，使无芍药助之内返，岂非成表实里虚之局，此桂枝汤中芍药之功也。虽有自下达上、自表返里之异，其属于静脉一也。

抑芍药甘草汤不仅能治脚挛急，凡因跌打损伤，或睡眠姿势不正，因而腰背有筋牵强者，本汤治之同效。余亲验者屡，盖其属于静脉瘀滞一也。缘动脉之血由心脏放射于外，其力属原动而强，故少阻塞；静脉之血由外内归于心脏，其力近反动而较弱，故多迟滞。迟滞甚者，名曰血痹，亦曰恶血。故《本经》谓芍药治血痹，《别录》谓芍药散恶血。可知千百年前之古语，悉合千百年后之新说，谁谓古人之言陈腐乎？

曹颖甫曰： 辛未之秋，予家筱云四弟妇来诊，无他病，惟两足酸疼拘急三年矣。其子荫衢问可治与否？

予告以效否不可必，药甚平稳，不妨姑试之。乃为用赤白芍各一两，生草八钱。

至第三日，荫衢来告曰，服经两剂，今已行步如常矣。

而佐景所用，效如桴鼓者乃又如此，此可为用经方者劝矣。

芍药一味，李时珍《本草》所引诸家之说率以为酸寒。历来医家以讹传讹，甚有疑桂枝汤方中不应用芍药。予昔教授于石皮弄中医专校，与马嘉生等向药房取赤白芍亲尝之。白芍味甘微苦，赤芍则甚苦。可见《本经》苦平之解甚为的当。予谓苦者善泄，能通血络之瘀，桂枝汤为解肌药，肌腠为孙络所聚，风袭肌理则血液凝闭而不宣，故必用芍药以通之。然予说但凭理想，今吴生凝轩乃有“芍药活静脉之血”一解，足证予言之不谬。读《伤寒论》者可以释然无疑矣。

姜佐景又按： 以上自桂枝加龙骨牡蛎汤至当归建中汤凡四证，皆从桂枝汤加减。

桂枝加龙骨牡蛎汤以盗汗、失精为主；

炙甘草汤以心动悸为主；

小建中汤以腹中痛为主；

当归建中汤以妇人经产为主；

黄芪建中汤以虚劳诸不足为主，皆大补之方。

余曾揭桂枝汤为补方之义于上卷，彼时读者或不置信，今也能毋释然？仲圣于桂枝汤之加减示范独详者，留他汤为后人作隅反，不徒省笔墨已也。至芍药甘草汤与桂枝甘草汤同为组成桂枝汤之母方，并表之以彰其功。

第六四案　大陷胸汤证其一　曹颖甫师讲授 姜佐景笔记

曹颖甫师曰： 沈家湾陈姓孩年十四，独生子也。其母爱逾掌珠，一日忽得病，邀余出诊。脉洪大，大热，口干，自汗，右足不得伸屈。口虽渴，终日不欲饮水，胸部闷极如塞，未见痞鞕，按之似痛，不胀不硬。大便五日未通。

病属阳明，然“口虽渴，终日不欲饮水，胸部如塞，按之似痛，不胀不硬”，又类悬饮内痛。大便五日未通，上湿下燥，于此可见。且太阳之湿内入胸膈，与阳明内热同病。不攻其湿痰，燥热焉除？于是遂书大陷胸汤与之。

制甘遂一钱五分　大黄三钱　芒硝二钱

返寓后，心殊不安。盖以孩提娇嫩之躯，而予猛烈锐利之剂，倘体不胜任，则咎将谁归？且《伤寒论》中之大陷胸汤证，必心下痞鞕而自痛。

其甚者，或有从心下至少腹鞕满而痛不可近为定例。今此证并未见痞鞕，不过闷极而塞。况又似小儿积滞之证，并非太阳早下失治所致。

事后追思，深悔孟浪。至翌日黎明，即亲往询问。据其母曰：服后大便畅通，燥屎与痰涎先后俱下，今已安适矣。其余诸恙，均各霍然。乃复书一清热之方以肃余邪。嗣后余屡用此方治愈胸膈有湿痰、肠胃有热结之证，上下双解，辄收奇效。语云：胆欲大而心欲小，于是益信古人之不予欺也！

姜佐景按：读者诸君阅此惊心骇目之医案，至“深悔孟浪”一语，得毋提心吊胆、惧孩之殇乎？迨见乃母笑颜呈现眼前，又得毋转忧为喜、乐人之乐乎？佐景以曲折文字，迷惑诸君心目，罪过罪过！爰述本案之趣语一则，以为诸君解颐。缘本案病者之父为一沙发洋椅店之主人。初，孩病方剧，主人惊惶莫措，慌恐万状。逆其意，若曰：谁能愈孩之病者，虽重酬不吝也。故当吾师按脉之时，即自陈病愈之日，愿献精美之沙发一座以为寿。次日疾瘳，而沙发杳然。近世人情大抵如此，亦何怪乎此小小主人也。一笑！

佐景未从师前，曾遇一证。病者为一肥妇，自谓不病则已，病则恒剧。时当炎暑，初起，微恶风寒，胸闷。医者予以解表祛暑之方，二剂而病增。改就伤寒专家诊治，予淡豆豉、黑山栀等药，三日病更剧，专家拒而勿治。病家计无所出，乃问道于余。细审病状，胸中闷热特甚，以西药消炎膏涂其胸部，则热气腾腾上冒，如蒸笼然。且苦咯痰不出，得少许，皆黏腻不堪，以二指引之，不断如线。大便不行，全身壮热，口渴引饮。

病殊棘手。因思前医既汗之不解，乃予大剂白虎以清之。服后，成效渺然，胸中闷热如故。

遂亟请更医，投以化痰之剂，若枳实、竹茹、象贝、杏仁之属，都为一方。服竟，得寐片刻，醒则依然。

病家迫不得已，乃赉重金，敦延负时誉之名医某。医至，持脉不二分钟，辄详言病状，历历如绘，旁听者咸惊为神。于是展纸书案，洋洋大篇，积满二笺，得数百言。其大意曰：湿温为病，汗之不解，清之不愈，仅可用辛平一法，以宣泄之。倘发白痦则吉，否则危。其方药第一味，为枇杷叶三钱，去毛包煎，余如象贝、杏仁、蝉衣、丝瓜络等，悉属王道和平之品，量亦绝轻。方成，其家人持以请教最初之医，医曰：诊金几何？曰：以稔友介绍故，减收十元零八角。医愕然！持方者睹状，惊问曰：药不可服乎？医曰：否，此方和平，任何人、任何时，服均无损。于是病家遂与服。服后效否，自在阅者明鉴之中，无庸赘陈。然病家笃信名医，名医自为悉心调治。果出白痦，悉如预言，先后四十余日，病乃渐瘥。

余深惭从前学植疏浅，及今追忆，此妇之疾，实大陷胸汤证也。观其胸中苦闷之状，如顽敌负固而守恰无二致，不有劲旅如甘遂、硝、黄等将军者，安能披坚陷阵而底于平哉？然则陷胸二字，其义亦深长矣。

《王孟英医案》云："陈赤堂令正患感，面赤不眠，烦躁谵语，口甘渴腻，溲涩而疼，顾听泉多剂清解未应。孟英切其脉，左弦洪而数，右滑而溢，胸次痞结，大解未行。

肝阳上浮，肺气不降，痰热阻痹，邪乃逗留。与小陷胸汤，合温胆雪羹，加旋薤投之，胸结渐开。乃去半薤，而送当归龙荟丸，谵语止且能眠，参以通幽汤，下其黑矢。三次后，始进养阴和胃而全。"

陆士谔先生按云："面赤不眠，烦躁谵语，口甘渴腻，溲涩而疼，脉左弦洪而数，右滑而溢，胸次痞结，大解未行，显然邪热熏灼，顽痰阻滞。与小陷胸合温胆雪羹加旋薤，破结舒气化痰，实为吃紧之治。当归龙荟丸乃是钱氏方，当归、龙胆草、山栀、川连、川柏、黄芩、大黄、芦荟、青黛、木香、麝香专治肝轻实火者。通幽汤则东垣方也，当归身、升麻梢、桃仁、甘草、红花、生熟地。参其法者，吾意升麻熟地当必去也。"

以上名案、名按相得益彰，与上述肥妇案之名医用枇杷叶、蝉衣者，实有霄壤之别。然此案设逢吾师诊治，其必用大陷胸汤无疑。其奏效之捷，吾知必较小陷胸汤加味更胜一筹也。呜呼！当病势险急之候，以一剂克奏肤功，此其所以为“疾医”也！

细考本汤证，显属阳明。其由太阳传来者居多，不必定由误下所致。盖太阳发汗不畅，表证虽罢，而宿水积浊留恋膈上，又加阳明之燥热闭结于下，炎炎上熏，致湿浊凝为痰涎，欲吐不能，故胸闷特甚。细考其完全见证，厥为发热，不恶寒，但恶热，面目赤，喉中有痰声，痰黏而稠，苦咯之不出。胸闷之外，甚者微痛，不欲饮，即饮而不多，脉大而实，大便三日以上未行，苔黄腻，不咳者多，其胁或痛或不痛。故必用甘遂方能祛膈间之浊痰；必用硝黄方能除上炎之阳热；若但用硝黄，不用甘遂，则湿浊上据，下热得其掩护，将不肯去。否则，徒以白虎清之，则釜底之薪火未除，热无由减；徒以温胆化之，则平淡之药力嫌轻，痰无由化。若汗之，则更不合，所谓清之不愈，汗之不解，于是转为白痦之变，而所谓湿温之病成矣。

以上所论结胸之证，似犹为结胸之一式，若《伤寒论》所言结胸，其义更广。大论曰：“伤寒六七日，结胸热实，脉沉而紧，心下痛，按之石鞕者，大陷胸汤主之。”此结胸之以心下石鞕为主证者也。又曰：“伤寒十余日，热结在里，复往来寒热者，与大柴胡汤；但结胸，无大热者，此为水结在胸胁也，但头微汗出者，大陷胸汤主之。”此结胸之以胸胁水结为主证者也。又曰：“太阳病，重发汗，而复下之，不大便五六日，舌上燥而渴，日晡所小有潮热，从心下至少腹鞕满而痛不可近者，大陷胸汤主之。”此以少腹痛为主证者也。若是诸式结胸，吾信本汤皆能疗之，与“五苓散之治水，能治水之壅在下焦者，亦能治水之壅及中焦者，更能治水之壅及上焦者”实有异曲同工之妙。

大论本汤方下云：“右三味，以水六升，先煮大黄，取二升，去滓，纳芒硝，煮一二沸，内甘遂末，温服一升，得快利，止后服。”至吾师之用本方，病者常将三药同煎，不分先后，亦不用末，服后每致呕吐痰涎，继而腹中作痛，痛甚乃大便下，于是上下之邪交去，而病可愈。窃按甘遂用末和服，其力十倍于同量煎服，吾师常用制甘遂钱半同煎，以治本证。若改为末，量当大减，切要切要！甘遂服后之反应，互详下卷悬饮案。

陆渊雷先生按云：“结胸既由误下而得，复以大陷胸汤峻下。舒驰远既疑之，铁樵先生亦谓大陷胸不可用。太炎先生云：‘结胸有恶涎，此有形之物，非徒无形之热也。非更以下救下，将何术哉？然江南浙西妄下者少，故结胸证不多见，而大陷胸汤之当否，亦无由目验也。吾昔在浙中，见某署携有更夫。其人河北人也，偶患中风，遽饮皮硝半碗，即大下，成结胸。有扬州医以大陷胸下之，病即良已，此绝无可疑者。’”［按：以下救误下，是犹将计就计，良工之谋，奚用疑为？故每读医书，辄佩太炎先生之伟论，非无因也。］

先贤余听鸿云：“泰兴太平洲王姓妇，始而发热不甚，脉来浮数，舌苔薄白。因其发热，投以二陈、苏叶等，其舌即红而燥。改投川贝、桑叶等，其舌又白。吾师兰泉见其舌质易变，曰：此证大有变端，使其另请高明。王姓以为病无所苦，起居如常，谅无大患。后延一屠姓医诊之，以为气血两虚，即服补中益气两三剂，愈服愈危，至六七剂，即奄奄一息，脉伏气绝。时正酷暑，已备入木。吾师曰：王氏与吾世交，何忍袖手。即往视之。见病人仰卧正寝，梳头换衣，备入木矣。吾师偕余细视，面不变色，目睛上反，唇色尚红，其形似未至死。后将薄纸一张，盖其口鼻，又不见鼓动。气息已绝，按脉亦绝。吾师左右踌躇，曰：未有面色不变，手足尚温而死者！后再按其足上太冲太谿，其脉尚存。曰：未有见足脉尚存，而手脉已绝者！必另有别情，即将其衣解开，按其脘中，石硬而板重。力按之，见病人眉间皮肉微动，似有痛苦之状。吾师曰：得矣，此乃大结胸之证也！非水非痰，是补药与热邪抟结而成，医书所未载也。即书大黄一两、芒硝三钱、厚朴三钱、枳实三钱、莱菔子一两、瓜蒌皮一两，先煎枳朴莱蒌，后纳大黄滤汁，再纳芒硝滤清。将病人牙关挖开，用竹箸两只，插入齿中，将药汁渐渐灌入，自午至戌，方尽一剂。至四更时，病人已有气息，至天明，稍能言语，忽觉腹中大痛。吾师曰：病至少腹矣，当再服原方半剂。腹大痛不堪，下燥矢三十余枚，而痛即止。后调以甘凉养胃。”（录《诊余集》）。［按：此乃大陷胸证之变局，大陷胸汤之活用，神而明之，竟能起九死于一生，为医者不当若是乎！］

吾师自治本案用大陷胸汤得效，其后屡屡用之，率奏奇功。余尝亲见师家一房客，母女三人患病相似，师疏大陷胸汤与之，令三人合饮，次日均瘳。夫以此告人，人能信之乎？

信笔漫书，费纸已多。诚以本汤乃仲圣救世之方，亦吾师独得之秘。是犹项籍刘邦鸿门之会，着要万分，太史公虽欲简笔记之，不可得也！

曹颖甫曰：太阳之传阳明也，上湿而下燥。燥热上熏，上膈津液悉化黏痰。承气汤能除下燥，不能去上膈之痰。故有按之不硬之结胸，惟大陷胸汤为能彻上下而除之。原不定为误下后救逆之方治也。治病者亦观其通焉可耳。

姜佐景又按：王季寅先生作《同是泻药》篇曰“民十八四月某日，狂风大作，余因事外出，当时冒风，腹中暴疼。余夙有腹疼病，每遇发作，一吸阿芙蓉，其疼立止。不料竟不见效，服当归芍药汤加生军一剂，亦不应。时已初更，疼忽加剧，家人劝延针医。余素拒针，未允所请。至午夜，疼如刀绞，转侧床头，号痛欲绝。无何，乃饮自己小便一盅，始稍安。已而复作，状乃如前。黎明家人已延医至矣，遂针中脘，以及各穴，凡七针。行针历五小时，痛始止。据该医云，腹部坚硬如石，针虽止疼一时，而破坚开结，非药不克奏功。因拟顺气消导之方。余不欲服，家人再三怂恿，勉进一剂，病不稍减。翌日，家人仍欲延前医。余坚辞曰：余腹坚硬如石，决非顺气化痰所能奏效，惟大承气或可见功，因自拟生军三钱、枳实二钱、厚朴三钱、芒硝五分。服后时许，下积物甚多，胸腹稍畅。次日，胸腹仍觉满闷硬疼，又进二剂，复下陈积数次。元气顿形不支，因改服六君子汤三剂。后元气稍复，而胸腹满疼仍自若也。更服大承气二剂，不惟疼痛丝毫未减，腹中满硬如故，而精神衰惫，大有奄奄欲毙之势。因念攻既不任，补又不可，先攻后补，攻补兼施，其效犹复如此。

生命至是，盖已绝望矣！谈次，忽忆伤寒小结胸病，正在心下，按之始痛，大结胸则从心下至少腹硬满，不待按，即痛不可近。余之初病，即胸腹坚硬如石，号痛欲绝者，得毋类是？惟大结胸以大陷胸汤为主治，此汤之药仅大黄、芒硝、甘遂三味。硝黄余已频服之矣。其结果既如上述，加少许甘遂，即能却病回生耶？兴念及此，益旁皇无以自主。既思病势至此，不服药即死，服之或可幸免，遂决计一试。方用生军二钱、芒硝五分、甘遂末一分。药既煎成，亲友群相劝阻，余力排众议，一饮而尽。服后，颇觉此药与前大不相同，盖前所服硝黄各剂，下咽即觉药力直达少腹，以硝黄之性下行最速故也。今服此药，硝黄之力竟不下行，盘旋胸腹之间，一若寻病者然。逾时，忽下黑色如棉油者碗许，顿觉胸中豁朗，痛苦大减。四五剂后，饮食倍进，精神焕发。古人所谓用之得当，虽硝黄亦称补剂者，于斯益信。惟此汤与大承气汤，只一二味出入，其主治与效力有天渊之别，经方神妙，竟有令人不可思议者矣！嗣又守服十余剂，病已去十分之九，本可不药而愈。余狃于前服此汤，有利无弊，更服一剂，以竟全功。讵药甫下咽，顿觉心如掀，肺如捣，五脏鼎沸，痛苦不可名状。亟以潞参一两、黄芪五钱、饴糖半茶杯，连服二剂始安。余深奇同是泻药，初服硝黄，则元气徒伤，继加甘遂，则精神反形壮旺。故详述颠末，而为之记。”（录《医界春秋》）。[按：本篇实有无上之价值。何者？病人服医者之药，每不能详言服后之变化，惟有医者服自疏之药，乃能体察周详，言之有物。观王先生之言，“今服大陷胸后，硝黄之力竟不下行，盘旋胸腹之际，一若寻病者然。”可谓一言发千古之秘，胜于后世注家之书，徒以空谈为依归者万卷！此实验之所以尚，而本录之所由作也。]

曹颖甫曰：药不由于亲试，纵凭思索理解，必有一间未达之处。予昔服生附子，一身麻痹，至于洞泄秽浊之水，不能自禁，久乃沉沉睡去，比觉，而二十余日之泄泻竟尔霍然。若夫大陷胸汤，予但知令上膈湿痰，并中下燥矢俱去耳，且甚不解下后之更用硝黄，今观王君自记，始知硝黄与甘遂同煎，硝黄之性即与甘遂化合，而为攻治上膈湿痰之用，固不当失之毫厘也!

第六五案　大陷胸汤证其二　曹颖甫师医案

有名袁茂荣者，南京人，年四十四，以卖面为业，其面摊即设上海民国路方浜桥顺泰当铺前人行道旁。体素健，今年六月间忽病，缠绵床笫者达一月之久，更医已屡，迄未得效。胸闷异常，不能食，两旬不得大便，一身肌肉尽削，神疲不能起床。半月前，胯间又起跨马疽，红肿疼痛，不能转侧，至是有如千斤重量负系其间。自问病笃，无可为已。曰：有能与我峻剂剧药者，虽死无怨也！史君惠甫与茂荣居相近，怜其遇，慨然邀师诊。师至，按脉察证：

袁茂荣，六月十九日。病延一月，不饥不食，小便多而黄，大便阙，但转矢气，脉形似和。

曹颖甫师曰：此易耳。不能食者，湿痰阻于上膈也；不大便者，燥矢结于大肠也。湿痰阻于上者，我有甘遂以逐之；燥矢结于下者，我有硝黄以扫之。一剂之后，大功可期，勿虑也。故师径用大陷胸汤，但嘱服初煎一次已足。

脏无他病，下之当愈，上膈有湿痰，宜大陷胸汤。

生川军五钱，后入制甘遂二钱，先煎元明粉三钱（冲）

茂荣以经营为生，性甚敏悟，虽不明医理，顾知此为剧药，必难下咽。因俟药汁稍凉，闭目凝睫，满欲一口而尽饮之。但药汁气味过烈，勉啜二口，辄不能续进，余其小半而罢。服后，呕出浓痰，且觉药力直趋腹部，振荡有声，腹痛随作，欲大便者三四次。卒无所下。至夜三鼓，腹痛更剧，乃下燥矢五六枚，随以溏粪。据云矢粪积于纸制香烟匣中，满二匣。予尝诘之曰：何不用便桶耶？曰：际此衰疲之时，尚有何能力起床耶？况家无长物，故权假烟匣作便桶耳。予为之莞尔。

翌早，茂荣一觉醒来，方入妙境。向之胸闷如窒者，今则渐趋清明；

昨之腹痛如绞者，今则忽转敉平。而胯间之疽亦崩溃而脓出，重痛大除，盖内证愈而外疽无所附丽也。于是思食，能进粥一碗，喜悦之情无以复加。盖其与粥饭绝缘者，已一月有余，不意得重逢时也。后溃疽由西医调治十日，即告收功，不劳吾师之再诊矣。茂荣性情诚恳，而言语滑稽，予与惠甫崇景曾共访之，故知其病情稔。读者有暇，亦大可一往晤之，彼必供君以研究之资料，而解君之疑团。且彼所售炒面，香脆可口，亦大堪一嚼云。

夫大陷胸汤号称峻剂，世人罕用之，抑亦罕闻之，而吾师则能运之若反掌，抑亦何哉？曰：此乃四十年临诊之功，非初学者所可得而几也。苟强求之，非惟画虎不成，类犬贻讥，而人命之责实重也。

予尝谓仲圣方之分类，若以其峻否别之，当作为三大类。

第一类为和平方，补正而可去邪者也。姑举十方以为例：则桂枝汤、白虎汤、小柴胡汤、理中汤、小建中汤、炙甘草汤、吴茱萸汤、小青龙汤、五苓散、当归芍药散等是。若是诸汤证，遇之屡，而辨之易，故易中而无伤。

第二类为次峻方，去邪而不伤正者也。并举十方以为例：则麻黄汤、大承气汤、大柴胡汤、四逆汤、麻黄附子细辛汤、大建中汤、大黄牡丹皮汤、桃核承气汤、葛根芩连汤、麻杏甘石汤等是。若是诸汤证亦遇屡而辨易，但当审慎以出之，为其不中则伤正也。

第三类乃为峻方，是以救逆为急，未免伤正者也。举例以明之：则大陷胸汤、十枣汤、三物白散、瓜蒂散、乌头汤、皂荚丸、葶苈大枣泻肺汤、甘草半夏汤、甘草粉蜜汤、抵当汤等是。若是诸汤证，遇之较鲜，而辨之难确。用之而中，已有伤正之虞；不中，即有坏病之变，可不畏哉？

佐景侍师数载，苦心钻研，于第一类和平方幸能施用自如，绰有余裕；于第二类次峻方则必出之以审慎，亦每能如响斯应；独于第三类峻方，犹不敢曰能用。即遇的证，亦必请吾师重诊，方敢下药。此乃治医者必经之途径，不必讳饰。是故医士有能用第一类方，而不能用第二类、第三类方者，有能用第一类第二类方，而不能用第三类方者，未闻有能用第三类方，而不能用第一类第二类方者也。

然则今有初学医者焉，毫无用方经验，见本案大陷胸汤证，惊其神而识其效，越日，偶遇一证，与本证相似，乃遽投以重剂大陷胸汤，可乎？顷之，病者变证矣，或号痛而呼天，或大吐而剧下，观其神形，去死非远。尔时医者在侧，既已目眩心惊，未免手忙脚乱。将佯作镇定，空言以慰藉乎？将临渴掘井，翻书以觅方乎？抑将额汗涔涔，抱头而鼠窜乎？吾知其均未可也。噫，是故治医之道，法当循序而渐进，切勿躐等以求功。多下一分苦工夫，方增一分真本事。阅者能体斯旨，方为善读吾书。若有人焉，平素过习平淡轻剂，视余所谓第一类和平方，即以为天下第一流峻药，畏而却走者，则非我之徒，不足与言大道也。

曹颖甫曰：世人读仲景书，但知太阳误下成结胸，乃有大陷胸汤证，而不知未经误下，实亦有结胸一证，而宜大陷胸汤者。夫伤寒六七日，热实，脉沉紧，心下痛，按之石鞕；及伤寒十余日，热结在里，无大热，此为水结在胸胁。二条皆示人以未经误下之结胸，读者自不察耳。予谓太阳传阳明之候，上湿而下燥，苟肠中燥火太重，上膈津液化为黏痰，结胸之病根已具，原不待按之石鞕，然后定为结胸证。即水结在胸胁，胸中但见痞闷，而不觉痛者，何尝非结胸证也？此方予十年来验案甚多，一时不能追忆，暇时当检出之，以供快览。

第六六案　桃核承气汤证其一　曹颖甫师医案

罗夫人，七月二十三日。腹满胀，转矢气则稍平，夜不安寐。大便行，则血随之而下。脉弦，大便鞕。

以证状论，有似脾虚不能统血。然大便鞕，则决非脾脏之虚，以脾虚者便必溏也。脉弦，宜桃仁承气汤。

桃仁泥三钱　生川军二钱（后下）　川桂枝三钱　生草一钱　芒硝钱半（冲）

姜佐景按：病者服二剂后，大便畅而血止矣。

大论曰："太阳病不解，热结膀胱，其人如狂，血自下，下者愈。其外不解者，尚未可攻，当先解其外。外解已，但少腹急结者，乃可攻之，宜桃核承气汤。"本条即后人所据，指本汤为太阳府病蓄血之方治也。盖膀胱为太阳之府，本条之首见"太阳病"三字，条文又在《太阳篇》中，有此三证，得毋可信？佐景下愚，愿辟其非。

本条条文诸本稍有出入：原注曰："后云解外宜桂枝汤。"《玉函》"自"上有"必"字，"愈"上有"即"字。成氏本"解"下无"其"字。脉经"其外"下有"属桂枝汤证"五字，千金翼同。窃意凡此种种出入，皆无关大要。惟条中"膀胱"二字，诸本无异，窃引为大疑。今试先问蓄血证之小便如何？按桃核承气汤条未言，但抵当汤丸三条则已三复言之，曰："以热在下焦，少腹当鞕满，小便自利者，下血乃愈。"又曰："少腹鞕，小便不利者，为无血也。小便自利，其人如狂者，血证谛也。"又曰："少腹满，应小便不利，今反利者，为有血也。"然则蓄血证之小便利也。夫小便从膀胱出，今小便既利，彼膀胱何病之有？反是，凡膀胱热者，其小便必不利，甚或刺痛，宜猪苓、五苓之属，此为任人所知。然则以蓄血证言，膀胱实无热结，而膀胱二字之误，人每熟视不觉者，盖习非成是故耳。膀胱二字既误，反不若"下焦"二字为妥。下焦，犹言少腹之里也，其义虽太浑涵，假之为代名可也。学者欲知其真切病所，余今尚无辞以答，惟与其谓病所属膀胱，无宁谓属大肠与子宫。盖考诸实例，女子之瘀血有从前阴下者，有从大便下者，男子则悉从大便下。桃核承气汤煎服法中，又曰"当微利，"亦可以为证。抑谓病所在大肠与子宫，犹未尽妥，未竟之义，姑留待高明发之。而热结不在膀胱，要可断言。后人乃欲依此"膀胱"二字，附会《内经》经络以立说，是犹建塔于沙，其可稳乎？又大论《厥阴篇》曰："病者手足厥冷，言我不结胸。'小腹'满，按之痛者，此冷结在‘膀胱’关元也。”知“膀胱”二字原用以代小腹之里，不可过于拘呆，否则，膀胱既属太阳，又何能再属厥阴乎？

余今解释桃核承气汤条文，可见文冠以“太阳病”三字者，汤不必限于太阳方也。本条之意若曰：“有人患太阳病，或延不医治，或医不如法，以致太阳病不解。同时其人又作他病，即热结于下焦少腹之里，发为动作如狂。设其人正气旺盛，自能逐下瘀血，如是，血自下者其病得愈。设其人正气不旺，无力逐邪者，当用药以攻之。但此时如其外太阳病依然未解，尚未可攻，当先解外。外解已，但少腹急结者，乃可用桃核承气汤攻之。”盖“外不解尚未可攻”云者，谓“太阳未罢，尚未可用阳明攻法”也。“外解已，但少腹急结者，乃可攻之”云者，谓“太阳已罢，但存阳明急结，乃可用硝黄攻下”也。夫“解外宜桂枝汤，”人知桂枝汤为太阳方，“攻之宜桃核承气汤，”人何不知桃核承气汤为阳明方？故本条全文可谓是“从太阳说到阳明”。奈何前人但见“太阳病”之冠辞，遂不见阳明病之方治耶？至于本条列在《太阳篇》中，不妨指本汤为太阳方，又何值一驳？缘仲圣之走笔若游龙，又岂浅学者所可想像而及之哉！

本汤中有桂枝一味，又是前人误解之源，曰：桂枝所以解太阳之表者也。不知桂枝汤中之桂枝功在解表，桃核承气汤中之桂枝功在助下。一药二用，有说在乎？曰：我前不云乎，桂枝能活动脉之血者也。动脉之血，自里达表，桂枝助之，可以作汗解表，此桂枝汤中桂枝之功也。动脉之血自心脏出，分作上行下行，然上行者少，下行者多，少腹之热结血瘀，又远居心脏之下，使不有桂枝以助动脉之血下行，瘀何由去？此桃核承气汤中桂枝之功也。夫桂枝为血分药，桃核承气汤证为血分病，以血分药治血分病，何疑之有？其不关太阳事也明矣！

曹颖甫曰：胞中蓄血部位，即在膀胱两角。昔年在红十字会，有男子少腹胀痛，用桃核承气下后，虽未彻底，而少腹渐软。然瘀血则由大便出，将毋服此汤后，胞中瘀血亦能被吸上行，使从大便出耶？太阳病三字，原不可泥，在《太阳篇》中要不过辨其为蓄水否耳，此其所以当从小便有无为辨也。

第六七案 桃核承气汤证其二 曹颖甫师讲授 姜佐景笔记

曹颖甫师曰：住毛家衖鸿兴里门人沈石顽之妹，年未二十，体颇羸弱。一日出外市物，骤受惊吓，归即发狂，逢人乱殴，力大无穷。石顽亦被击伤腰部，因不能起。数日后，乃邀余诊。病已七八日矣，狂仍如故。石顽扶伤出见。问之，方知病者经事二月未行。遂乘睡入室诊察，脉沉紧，少腹似胀。

因出谓石顽曰：此蓄血证也，下之可愈。遂疏桃核承气汤与之。

桃仁一两　生军五钱　芒硝二钱　炙甘草二钱　桂枝二钱　枳实三钱

翌日问之，知服后下黑血甚多，狂止，体亦不疲，且能啜粥，见人羞避不出。乃书一善后之方与之，不复再诊。

姜佐景按：狂止体不疲者，以病者体弱不甚，而药复适中病也。即使病者体气过虚，或药量过剂，致下后疲惫者，不妨用补剂以调之。病家至此，慎勿惊惶，反令医者不克竟其技也。

第六八案 桃核承气汤证其三 姜佐景医案

初诊：十月二十二日。曹右，住林荫路。经事六七月不来，鼻衄时作，腹中有块，却不拒按。阙上痛，周身骨节烘热而咳，体实。

所以然者，鼻衄宣泄于上故也。此病欲作干血，以其体实，宜桃核承气汤加味，上者下之也。

川桂枝二钱　制川军三钱　枳实二钱　桃仁泥四钱　生甘草钱半　牛膝二钱　全当归二钱　大白芍二钱

姜佐景按： 曹右约三十余岁，面目黧黑，一望而知为劳苦之妇人也。妇诉其苦，备如案述。干咳不得痰，其块在少腹之左，久据不移，腹中痛，却喜按。假令腹中有块而拒按，此为本汤的证，绝无可疑者。今却喜按，则本汤之中否，实须细考。余以其鼻衄之宣泄为亡血家，法当导之使下，乃径与本方，盖处方之前，未尝不踌躇审顾也！

桃核承气汤亦余所惯用而得效之方也。广益中医院中，每多藜藿之妇女，经停腹痛而乞诊。其甚者更见鼻衄或吐血，所谓倒经是也。余苟察其非孕，悉以本方加减投之，必下黑污之物而愈，本案特其一例耳。

二诊： 十月二十三日，骨节烘热已减，咳嗽亦除，癥块已能移动，不如向之占据一方矣。服药半日，见效如此，非经方孰能致之？

川桂枝三钱　枳实三钱　当归三钱　制川军四钱　牛膝三钱　白芍三钱　桃仁四钱　甘草三钱

姜佐景按： 服药半日云者，盖妇于昨日下午五时服药，迄今日下午五时，方为一日，而今日上午九时妇即来二诊故也。妇谓其块自原处略向上中方向移动，大便畅而未察其色。欬与烘热均减，而夜寐以安。夫不治其咳而咳差，不治其骨蒸而骨蒸减者，何也？所谓治病必求其本，今主病去，而客病随除也。

三诊： 三日，妇未来。四日，续来，曰：服二诊方后，饭量增，体随舒快，其块更向上中方向移动，渐在腹之中道矣。余曰：若是甚佳，中道犹通衢，其块易下矣。曰：昨以便故，乞他医施诊，顾服药后，今日反觉不舒，块亦不动。阅其案，曰："经闭，腹中痞块，日晡潮热，宿瘀内阻，胞脉不利，宜祛瘀为治。"药为桃仁泥六钱，花槟榔三钱，两头尖二钱，大白芍三钱，青、陈皮各钱半，川桂枝一钱，醋炒三棱、莪术各三钱，紫丹参二钱，泽兰叶三钱。余曰：案甚佳，方亦合，量又不轻，安得无效？妇坚请疏方。余曰：服二诊之方可矣，安用多事为？

五日，妇竟不复来。阅者将虞其殆乎？余则敢必其向愈。或者块下之后，稍稍倦惫，休养一二日，转辄健步如飞，劳人草草，不遑谢先生矣。阅者博雅，能信吾言乎？

顾本汤之用，必以病者之体实为前提，假令其人体虚，粗率投之，将得不偿失，而贻后悔。阅者请检本卷第六一案黄芪建中汤一案，容续陈其经过。其案病者王女士自服治肺之药乏效，坚请设法根治。余曰：根在干血，当下之。姑试以最轻之量，计桃仁泥二钱，制川军一钱半，元明粉钱半（分二次冲），加其他和平扶正之品。二剂后，果下黑如河泥之物。依理，此为病根之拔，正为佳兆。然而病者因是不能起床，胃纳转呆，精神又颓。虽云可用补益之药以善其后，然而病家恐惧，医更难于措手。所谓得不偿失者是也，阅者鉴之。

曹颖甫曰：桃核承气作用正在能攻下耳。二诊后他医所立方治攻而不下，安能奏效？时医畏大黄若蛇蝎，真是不治之痼疾。若王女士既下如污泥之恶物，病根已拔，虽胃呆神倦，不妨再用小建中以调之。即不服药，亦断不至死，可以片言决也！

佐景又按：陆自量先生作《桃核承气汤之治验》篇云：

“张姓之女，年方二九，患病匝月，仍未少差。延余诊治，证得形瘦色白，神识虽清，两耳失聪，入夜则神昏谵语，日间则其状若失。如此见象，盖已旬日。盗汗自汗，日夜无间，舌无苔。

余以阳虚证治，处以附子、桂枝、龙骨、牡蛎、芍药等。明日复诊，病无进退，惟自汗较少。

病家反加责难，盖欲病迅愈，人同此心。思至此，不禁叹为医之难矣。是时实无词应付，惟有敷衍主义聊以为慰。继而转辗思维，难得病之真谛。筹思再三，乃悟得热结膀胱，始有此种见证。因此目的吃紧于腹诊，且念医生以愈病为天职，设存瓜李之嫌，实有阻我学术之进步。结果，诊得腹腔软瘪，在少腹部分，得有坚硬之物质，隆然若块石，同时病者亦诉痛，乃认定为热结膀胱、少腹急结之腹证。并询得旬日前病盛之际，曾患便血，为某名医所治愈。其蓄血之证益形露骨。

乃毅然处以桃核承气汤加龙骨、牡蛎、白芍、茯苓，令服二剂。此后遂未往诊，久久沉音，心自惴测，几疑此人已不食人间烟火矣。后得邻人谓：现已起床照镜，开窗看菊。此昔年九秋事也。

后又邀余谓新患咯吐紫血，精神尚未恢复，想系蓄血未净，反动上冲使然也。再与前方去芒硝，入泡姜、三七，渐次向愈。余以为该病之便血时，正是热结膀胱，血自下，下者愈之良好机会。无奈某医不察，反加堵塞，而反多此一番手续。然则病家亦未尝不欢迎也，病人苦极已，一叹!”（录《苏州国医杂志》）。

陆先生见理透彻，立言平正，堪作病家之明镜。

第六九案　抵当汤证其一　曹颖甫师讲授　姜佐景笔记

曹颖甫师曰：余尝诊一周姓少女，住小南门，年约十八九，经事三月未行，面色萎黄，少腹微胀。

证似干血劳初起。因嘱其吞服大黄䗪虫丸，每服三钱，日三次，尽月可愈。自是之后，遂不复来，意其差矣。越三月，忽一中年妇人扶一女子来请医。顾视此女，面颊以下几瘦不成人，背驼腹胀，两手自按，呻吟不绝。余怪而问之：病已至此，何不早治？妇泣而告曰：此吾女也，三月之前，曾就诊于先生，先生令服丸药，今腹胀加，四肢日削，背骨突出，经仍不行，故再求诊。余闻而骇然，深悔前药之误。然病已奄奄，尤不能不一尽心力。第察其情状，皮骨仅存，少腹胀硬，重按痛益甚。

此瘀积内结，不攻其瘀，病焉能除？又虑其元气已伤，恐不胜攻，思先补之。然补能恋邪，尤为不可。于是决以抵当汤予之。

虻虫一钱　水蛭一钱　大黄五钱　桃仁五十粒

明日母女复偕来，知女下黑瘀甚多，胀减痛平，惟脉虚甚。

不宜再下，乃以生地、黄芪、当归、潞党、川芎、白芍、陈皮、茺蔚子，活血行气，导其瘀积。一剂之后，遂不复来。后六年，值于途，已生子，年四五岁矣。

姜佐景按：丸药之效否，与其原料之是否道地，修合之是否如法，储藏之是否妥善，在在有关，故服大黄䗪虫丸而未效者，不能即谓此丸竟无用也。

蜀渝邹趾痕老医士曰："虻虫、水蛭二物为仲圣书中起沉疴愈大病最有大力之神药。然而自仲景迄今一千七百余年，历年久，圣道失传，而今竟无人能用此药。遂使一切瘀血入于血室之发狂腹硬证，及瘀血入于血室结成坚硬大块之干血痨病，可生而不得生者，不知凡几，曷胜浩叹！何以知无人能用此药，趾痕在四川重庆多年，目睹重庆药铺不办虻蛭。愚遇须用此二物之病，必特派人到四乡农村寻求之。民国十七年，为三小儿再举在北平卧病于德国医院，因自四川来平，见北平药铺皆有二物，知北平之医能用二物，诚堪佩也。及愚用二物时，往往无效。愚乃注意考察，乃知药铺所售之虻虫非牛虻，乃屎虻尿虻耳；所用之水蛭非钻脚蛭，乃不吮血之长蛭大蛭耳。推原其故，皆由采办二物之人未闻医生说明二物分别之法，以为无须分别，只要是虻虫、水蛭，便可充数。不知虻虫必用牛虻，屎虻尿虻无用；水蛭必用钻脚蛭，不钻脚之长蛭大蛭无用。此二物生于夏秋暑热强烈之时，采二物者当在炎暑肆威时，专人到四乡采之。采牛虻于畜牛家之牛房中，此中吮血之虻飞翔成群，虻声聒耳，虻嘴有吸血之针专嚼牛肤之血，其针刺入牛肤，能令牛不胜痛，跳跃鸣嚎者良。去其翅足，微火烤干，藏于高燥之处，可以久藏不坏。采钻脚蛭于有蛭之水田或水池中，其中水蛭千百成群，蠕动蜎蠉，浮沉跳跃于水中。采蛭之人以脚入水中，则未满一寸长之水蛭爬满于脚胫之上，皆钻脚蛭也。从脚胫上抹下，微火烤干，藏于高燥之处，可免腐坏。凡水蛭能爬脚者皆能吮血，若长二三寸之水蛭，皆不爬脚，不吮血，故不得为钻脚蛭也。此物在四川，俗名蚂蟥，因此物两头有嘴，其爬上脚胫时，两头钻入肉中，有似两头有锋之铁钉，故称此钉为蚂蟥绊。在北平，俗名水鳖；在山海关，俗名肉钻子。愚以其名多易淆，故以钻脚蛭一其名，以免与不钻脚之水蛭混淆，乃可见诸实功。俗医不知虻蛭之善恶，竟敢糊涂轻用，见有诊治单上用虻虫二分、水蛭一分者，谬之甚矣。不知此二物不用则已，用则只计个数，不以两钱分厘计也。愚每用牛虻二十个；用钻脚蛭亦必二十个；用牛虻三十个，用钻脚蛭亦必三十个。其个数必相等，不得参差也。所以必用相等之个数者，因要用此二物合力以攻一个坚硬之瘀块。……使破为细碎砂粒。若夫用二十个或用三十个者，则视其瘀块之大小坚柔而决定也。若夫用其大毒以成功，而又能避其猛峻而无害者，则在乎良医辨证精明，临险不惑，见可而进，知难而退，进退适宜之运筹也。良医善用，故能起沉疴，愈大病，粗工无学无识，冒昧从事，不惟无益，而反害之，于是相戒以不可用，久而不用，用法失传，辨别采药之法亦失传，遂使起死回生有大力之神药，搁于无用之地，讵非大可惜哉！今余作《圣方治验录》二卷将脱稿，第一卷追录愚在重庆治愈之病，载有用虻蛭治愈刘玉成妇干血痨瘵之奇验；第二卷纪录愚在北平用虻蛭治愈岳项氏腹癥腿寒二十年不受孕，今忽受孕之奇验……”（录《圣方治验录》）。经验之言至足钦仰。今海上药铺间有备虻虫者，辨之确系牛虻，非屎虻尿虻。但水蛭一味，则鲜有备之者。盖医家药商同视此为禁品，不敢以之列方，不敢以之售人。积习不返，良药坐湮，为可惜也。

第七〇案　抵当汤证其二　曹颖甫师讲授　姜佐景笔记

曹颖甫师曰：蓄血一证，见于女子者伙矣，男子患者甚鲜。

某年，余诊一红十会某姓男子，少腹胀痛，小便清长，且目不识物。论证确为蓄血，而心窃疑之。乃姑投以桃核承气汤，服后片时，即下黑粪，而病证如故。再投二剂，加重其量，病又依然，心更惊奇。因思此证若非蓄血，服下药三剂，亦宜变成坏病。若果属是证，何以不见少差，此必药轻病重之故也。

时门人章次公在侧，曰：与抵当丸何如？余曰：考其证，非轻剂可瘳，乃决以抵当汤下之。服后，黑粪挟宿血齐下。更进一剂，病者即能伏榻静卧，腹胀平，痛亦安。知药已中病，仍以前方减轻其量，计虻虫二钱、水蛭钱半、桃仁五钱、川军五钱。后复减至虻虫、水蛭各四分，桃仁、川军各钱半。由章次公调理而愈。后更询诸病者，盖尝因劳力负重，致血凝而结成蓄血证也。

第七一案　抵当汤证其三　曹颖甫师亲撰

曹颖甫师曰：丁卯新秋，无锡华宗海之母经停十月，腹不甚大而胀。始由丁医用疏气行血药，即不觉胀满。饮食如常人。经西医考验，则谓腹中有胎，为腐败之物压住，不得长大，欲攻而去之，势必伤胎。宗海邀余赴锡诊之，脉涩不滑，不类妊娠。

当晚与丁医商进桃核承气汤，晨起下白物如胶痰。更进抵当汤，下白物更多。胀满悉除，而腹忽大。月余，生一女，母子俱安。孙子云：置之死地而后生，亶其然乎？

曹颖甫曰：《金匮·妊娠篇》：“宿有癥病，当下其癥，桂枝茯苓丸主之。”方中丹皮、桃仁、芍药极破血攻瘀之能事。丹皮、桃仁为大黄牡丹汤治肠痈之峻药，芍药为痈毒通络之必要，今人之治外证用京赤芍，其明验也。桂枝合芍药能扶统血之脾阳，而疏其瘀结。观太阳病用桂芍解肌，非以脾主肌肉乎；用茯苓者，要不过去湿和脾耳。然方治平近，远不如桃核承气、抵当丸之有力。然当时非经西医之考验，及丁医用破血药之有效，亦断然不敢用此。而竟以此奏效，其亦“有故无殒，亦无殒也”之义乎？

姜佐景按：余前表桃核承气汤为阳明攻下之方矣，若抵当汤比前汤更进一步，自亦为阳明之方。盖前汤治血之新瘀者，本汤治血之久瘀者。故二者见证显分轻重。彼曰“小腹急结”，此曰“少腹鞕满”，“鞕满”原较“急结”为重；彼曰“如狂”，此曰“发狂”，“发狂”原较“如狂”为重‘彼有“血自下”者，此则须下其血乃愈，较血能自下者为重；彼不曰脉，当在浮而数之例，此曰“脉微而沉”，原较前为重；彼用植物性药，此用动物性药，动物性药之功原较植物性药为烈。此皆其彰明较著者也。

本汤条文曰：“太阳病，六七日，表证仍在，脉微而沉，反不结胸，其人发狂者，以热在下焦，少腹当鞕满，小便自利，下血乃愈。所以然者，以太阳随经瘀热在里故也，抵当汤主之。”试以此与桃核承气汤条文同读，当得一新义，有为前人所未及者。盖二条均属太阳阳明同病，惟前条先治太阳、后治阳明，为经。本条先治阳明、后治太阳，为权。所以有经权之分者，以血证有缓急之异也；前条血证不过急结如狂而已，故虽属阳明病，犹当先治太阳。本条血证已至鞕满发狂，甚或击人上屋，其候已急，故暂舍太阳，先治阳明，正符“急当救里”之例。大论曰：“本发汗而复下之，此为逆也；若先发汗，治不为逆。本先下之，而反汗之，为逆；若先下之，治不为逆。”此即桃核承气汤及抵当汤二条之提纲也。汪琥注曰：“大约治伤寒之法，表证急者，即宜汗；里证急者，即宜下，不可拘拘于先汗而后下也。汗下得宜，治不为逆。”何其明澈允当也！

由是观之，仲圣假桃核承气汤及抵当汤二条，示人以太阳、阳明经权之治，同时引出阳明之方，实无疑义。在仲圣当日临床，原有此种实例，但吾人居今日而读大论，却不可固执此例，以为用二方之法门。使其过于胶执，恐二方将永无可用之时，而患二方证者反永不得主治之方，宁不可哀乎?！读者试察本卷二方各案，其有太阳病者乎？无有也！斯可知二方实专属阳明无疑矣。窃以太阳经府之说盛行，贤者不发其非，而反惑焉用，是不殚辞费而辨之。

第七二案 抵当丸证 曹颖甫师讲授

姜佐景笔记

曹颖甫师曰：常熟鹿苑钱钦伯之妻，经停九月，腹中有块攻痛，自知非孕。医予三棱、莪术多剂，未应。当延陈葆厚先生诊。

先生曰：三棱、莪术仅能治血结之初起者，及其已结，则力不胜矣。吾有药能治之。顾药有反响，受者幸勿骂我也。主人诺。

当予抵当丸三钱，开水送下。入夜，病者在床上反复爬行，腹痛不堪，果大骂医者不已。天将旦，随大便下污物甚多，其色黄白红夹杂不一，痛乃大除。次日复诊，陈先生诘曰：昨夜骂我否？主人不能隐，具以情告。乃予加味四物汤调理而瘥。

曹颖甫曰：痰饮证之有十枣汤，蓄血证之有抵当汤丸，皆能斩关夺隘，起死回生。近时岐黄家往往畏其猛峻而不敢用，即偶有用之者，亦必力为阻止，不知其是何居心也。

第七三案 白头翁汤证 曹颖甫师医案

曹颖甫师医案：米右，住方浜路肇方弄十四号。高年七十有八，而体气壮实，利下重，两脉大，苔黄，夜不安寐。

宜白头翁汤为主方。

白头翁三钱　秦皮三钱　川连五分　黄蘗三钱　生川军三钱（后下）枳实一钱　桃仁泥三钱　芒硝二钱（另冲）

姜佐景按　米姓妇家贫。有一子，现年三十余龄，卖旧货为业，不娶妻，事母至孝。邻里咸呼之曰“孝子阿三。”母病卧床匝月，无力延医，安奉汤药！便器秽物悉孝子亲洁之。史君惠甫有姑母居相近，闻妇苦病，慨代延师出诊。本案方系初诊方，即系末诊方。何者？老妇服此之后，得快利，得安寐，复何求者？依法病后当事调理，但妇以劳师远驾，心实不安，即任之。竟复健康如中年人。

崇保氏序《世补斋医书》曰："今年春，保病温，群医束手，先生（指陆九芝先生）以大承气汤下之，一药霍然。保年七十矣，栀、芩苦寒也，朴、硝峻下也，乃力排众议，毅然行之。非有真知灼见，不惑于补阴补阳之说者，曷能若此？"故保曰："仲景医中之圣，先生医中之贤以佐圣者也。"窃于吾师亦云。

余尚忆曾治一杨左白头翁汤证，其脉案曰："利下，色鲜红，日二十行，无表证，渴欲饮水，脉洪大。"

《论》曰："热利下重者。"又曰："下利欲饮水者，以有热故也，白头翁汤主之。"其药味为白头翁三钱、秦皮三钱、枳实二钱、黄连五分、生甘草钱半、黄芩钱半、黄蘗三钱，复诊大效。

夫肠中热而有燥矢者，此为实热，宜承气汤；

肠中热而无燥矢者，此为虚热（在比较上言，犹言空虚之意），宜白头翁汤。

胃里有实邪者，宜吐法，用瓜蒂散；

胃里有虚热（亦在比较上言）者，宜清法，用白虎汤。

故胃之有白虎，无异肠之有白头翁；肠之有承气，无异胃之有瓜蒂。然而胃患虚热时多，患实邪时少；肠患实热时多，患虚热时少。仲圣取其多者常者为法，故立白虎、承气为阳明正治，而以瓜蒂、白头翁为阳明辅治。若问肠何以患实时多，胃何以患虚时多？曰：胃居肠上，肠生胃下，上者可以传之下，下者莫能还之上也。经旨点穿，令人微笑。

第七四案　猪胆汁导证　曹颖甫师亲撰

曹颖甫师曰：门人张永年述其戚陈姓一证，四明医家周某用猪胆汁导法奏效，可备参究。其言曰：陈姓始病咯血，其色紫黑，经西医用止血针，血遂中止。翌日病者腹满，困顿日甚，延至半月，大便不行。始用蜜导不行，用灌肠法，又不行。复用一切通大便之西药，终不行。或告陈曰：同乡周某，良医也。陈喜，使人延周，时不大便已一月矣，脉无病。

周至，察其脉无病，病独在肠。乃令病家觅得猪胆，倾于盂，调以醋，借西医灌肠器以灌之。甫灌入，转矢气不绝。不逾时，而大便出。凡三寸许，掷于地，有声，击以石，不稍损。乃浸以清水，半日许，盂水尽赤。乃知向日所吐之血，本为瘀血，因西医用针止住，反下结大肠，而为病也。越七日，又不大便，复用前法，下燥矢数枚，皆三寸许，病乃告痊。

予于此悟蜜煎导法惟证情较轻者宜之，土瓜根又不易得，惟猪胆汁随时随地皆有。近世医家弃良方而不用，为可惜也。

姜佐景按：本案见《伤寒发微》，以其可备一格，故特转录于此。凡大便多日未行，甚且在十日以上，又不下利清水者，是盖燥矢结于直肠部分。矢与肠壁黏合甚切，故愈结愈不能下。此时倘用硝黄以治之，不惟鞭长莫及，抑将徒损胃气，伐其无辜，此导法之所由作也。蜜煎导法为轻，但能用之合度，亦每克奏肤功。

友人黄君有祖母，年已九十余龄矣。遘病旬日，不大便，不欲食，神疲不支。群医束手，不敢立方。

卒用灌肠器，灌入蜜汁。粪秽既下，诸恙竟退，获享天年，此其例也。

近者药房制有甘油锭，施用较便，可以为代。倘用二三锭后，依然无效者，不妨续施。因肠壁热甚者，二三锭尚不敷濡润用也。

若蜜汁或锭皆不胜任，则须用猪胆汁。盖人之胆汁本有润肠之功，今以猪胆为代，亦所谓藏器疗法之变局也。月前范石生先生治黄氏肝癌案，亦用胆汁导法。惜乎一般中医恒喜以清净为高，不肯亲犯粪矢，坐视良法湮灭，能不浩叹！

猪胆汁须和醋少许者，似欲藉醋以刺激其肠壁，而促进其蠕动。故蜜锭之制，有时亦加以少许皂角末，实同此意。皂角粉少许吹入鼻孔中，即作喷嚏，其刺激之功为何如？

至于行导法用之器具，以西医所备者为简洁适用，价不昂，中医应同样采用。奈闻有法令焉，中医不许采用西医器具，是何意旨，令人莫测高深。而宝贵之中药，若大黄也、当归也、麻黄也、桔梗也，彼洋医洋商反可以恣意采取，制为所谓西药，以反售国人。嗟乎，天下事之不平，宁有甚于此者？

第七五案　麻子仁丸证　曹颖甫师医案

曹颖甫师医案：徐左，能食，夜卧则汗出，不寐，脉大，大便难。

此为脾约。脾约麻仁丸一两，作三服开水送下。

姜佐景按：麻子仁丸原方为麻子仁二升、芍药半斤、枳实半斤、炙大黄一斤（去皮）、厚朴一尺（炙，去皮）、杏仁一升（去皮、尖，熬别作脂）等六味，蜜和丸，如梧桐子大。今药铺中通称曰脾约麻仁丸者，即是也。本方以麻子仁为君，凡仁中皆有油质，功能润下，故借之以通便，施于虚弱体质之不胜攻伐者允宜。

以上自大陷胸汤至麻子仁丸凡七证，虽有缓急之分，皆不离下法。或以结胸为主，或以瘀血为主，或以蓄血为主，或以热利为主，或以肠燥为主，其病所或偏于上，或偏于中，或偏于下。夫下则通，通则不痛，此治阳明热结之总诀也。

下　卷

江阴曹颖甫先生医案

门人瑞安姜佐景编按

第七六案　神志恍惚　姜佐景笔记

大承气汤　小柴胡汤　桂枝加龙牡汤

姜佐景曰：友人施君朝贵，崇明人也，服务上海电报局。甲戌孟秋某晚，匆匆邀诊乃弟病。入其室，见病者仰卧榻上。叩其所苦，绝不应。余心异之。私谓施君曰：乃弟病久耳聋，无所闻乎，抑舌蹇不能言乎？则皆曰：否。余益惊异。按其脉，一手洪大，一手沉细，孰左孰右，今已莫能记忆。因询家人以致病之由。曰：渠前任某军电职，因事受惊，遂觉神志恍惚。每客来，恒默然相对；客去，则歌唱无序。饮食、二便悉如常人，惟食时阙上时有热气蒸腾，轻则如出岫朝云，甚则如窑中烟，状颇怪特。前曾将渠送往本市某著名医院诊治，经二十余日，医者终不识其为何病，既无术以疗，翻称其无病以塞责。故于昨日迁出，请先生一断。余细按其腹，绝不胀满，更不拒按。沉思良久，竟莫洞其癥结。于是遂谢不敏，赧然告辞。

越日，施君告余曰，舍弟之病，昨已延曹颖甫先生诊治。服药后，大泄，阙上热气减。余闻而愕然，遂急访之，并视所服方。忆其案尾略曰：此张仲景所谓阳明病也，宜下之，主以大承气汤。方为：

生大黄三钱　枳实二钱　芒硝三钱（冲）　厚朴一钱

又越数日，余再晤施君，谂其弟服药后，已能起床，且不歌唱。惟两胁胀痛。

经曹师诊治，顷又愈矣。审其方，乃小柴胡汤也。

柴胡三钱　黄芩三钱　党参三钱　半夏三钱　生姜三片　大枣十二枚　甘草二钱

嗣是施君之弟似可告无恙矣，顾尚苦自汗，精神不振。

又经曹师投以桂枝加龙牡汤，一剂而愈。

川桂枝三钱　大白芍三钱　生草二钱　生姜三片　大枣十二枚　花龙骨五钱　煅牡蛎五钱。以上二味先煎

自此以后，健康逾常人。一日与兄俱出，值余于途，各微笑颔首以过。翌日遇施君，问其弟昨日途间作何语。施曰：无他。固诘之，乃笑曰：彼说吾兄脉理欠精耳。余不禁重为赧然。于是深服吾师医术之神，遂执贽而列门墙焉。

姜佐景按：本案病者所患似系所谓精神病或神经病。顾西医用神经药治之，绝不见效。中医用经方治之，反奏肤功。其理深奥，莫可究诘，殆所谓治病必求其本欤？按初方系阳明方，次方系少阳方，末方系太阳方。以三方疏其三经之阻滞，诸恙乃全，殆当日受惊之时，周身筋络器官，即因惊而有所滞乎？顾饮食二便如常，腹不痛又不拒按，谁复有胆敢用承气？乃吾师独以阙上热气之故，遂尔放胆用之，殆所谓但见一证便是，不必悉具之意乎？噫！天下怪病滔滔，微吾师其谁与归？

曹颖甫曰：此证予亦不能识，惟诊其脉，则右极洪大，左极微细，阴不足而阳有余，意其为少阴负趺阳之脉，而初非逆证。加以热气出于阙上，病情正属阳明，与右脉之洪大正合。故决为大承气汤的证，而不料其应乃如响也。

佐景又按：本案属三阳同病，且本案又为余从师之因，故列此以作纪念。

第七七案 肠痈其一 曹颖甫师医案

大黄牡丹汤 当归赤小豆汤

姜佐景按：史惠甫先生，住上海城内方浜路七七五号三楼。史惠甫君前以病来诊，曰：我时患腹痛，药则少瘥，隔日辄发。医者以为疝气，常用理气之剂云云。腹痛偏右，瘥而复发，便燥结。

余细诊之，乃肠痈也，即西医所称盲肠炎、腹膜炎之类是。当用药攻之。稍瘥，数日又发。处方大黄牡丹汤。

生川军钱半 元明粉三钱（冲） 桃仁二钱 丹皮二钱 败酱草三钱 生苡仁四钱 熟附块一钱 枳实炭二钱 大白芍二钱 佛手钱半

此四月十八日方也，服三剂，所下甚多，腹痛大减。至二十五日，仅觉患处隐隐作痛矣。

易医治之，与以疏泄厥气之剂，方为：

软柴胡钱半 枳实炭二钱 大白芍二钱 青陈皮各钱半 云苓三钱 香附二钱 金铃子三钱 炙乳没各八分 小茴香八分 炙枸橘三钱 青橘叶钱半 路路通三钱

服后一日，病无进退。二日，腹胀转剧，又来请诊。察之，向之腹偏右胀痛者，今则满腹左右皆胀矣，隐隐痛，按之不甚有反抗力，大便不爽，病者蹙相告曰：将如之何？

余曰：无虑，前方尚可用。经文中“腹皮急，按之濡”六字，确是形容尽致，不能更易。乃书曰：“肠痈旋瘥旋发，刻诊小腹四围作胀，按之濡，隐隐痛，大便不爽，再拟原法：

生川军三钱 粉丹皮三钱 冬瓜子四钱 芒硝三钱（冲） 桃仁三钱 败酱草三钱 熟附块钱半 大白芍四钱 焦楂炭三钱 细青皮钱半

此方午刻服下，下午无动静，至夜半方欲便，下秽物甚多。次日又来诊，曰：下后腹中略舒矣。余视之，病虽减其一二，殊不了了。曰：昨方虽合，尚嫌轻也。史君曰：然则如之何？曰：当请吾师用重方，君有胆量服之否？曰：愿听命。乃谒师，作初诊。

曹颖甫师医案：初诊肠痈屡经攻下，病根未拔。昨由姜君用大黄牡丹汤，腹胀略减。

以证情论，仍宜攻下，仍用原法加减，大黄牡丹汤加当归、赤豆。

生川军五钱（后入）　冬瓜仁一两　桃仁八十粒　粉丹皮一两　当归五钱　芒硝三钱（冲）　杜赤豆四两（煎汤浓，后入前药）

姜佐景按：史君持本方至药铺配药，铺中人有难色。曰：安用若许剧药耶？史君曰：毋虑，此种药予已屡服之矣。铺中人曰：然则此郎中年几何矣？曰：七十余龄矣。曰：然，是诚有经验学问之医也。乃慨予药。据史君言，服后四小时即得便下，较向之服予方用大黄三钱，须逾十小时方得下者，爽快多矣。其夜所下最多，皆黑色臭秽之物。更衣频数，至不可数。而快下之后，腹痛大减，肿胀亦消，次日乃来二诊。

二诊：昨用大黄牡丹汤加当归、赤豆。服汤后，肠中有水下行，作漉漉声。所下黏腻赤色之物，非脓非血。

此种恶浊久留肠中，必化为黑色之河泥状。盖此证肠中必有阻塞不通之处，故谓之痈。痈者，壅也。然则不开其壅，宁有济乎？病根未拔，仍宜前法减轻。

生川军三钱　丹皮五钱　桃仁五十粒　当归五钱　冬瓜仁一两　赤芍五钱　芒硝二钱（冲）　败酱草五钱　杜赤豆四两（煎汤，后入前药）

姜佐景按：史君服此方凡二日，计二剂，夜间皆大下，甚至疲于奔波床第与便具之间。所下除河泥状污物外，更有白色之脓水。下此水时，每作剧痛。史君自曰：计吾三日夜所下之物，当已满一器有半。吾腹虽大，乃何来若许污物，斯亦奇矣！

第三日，史君服此原方，余亲访之于其私宅。史君曰：我昨未告老师以所下之物如河泥状，而老师立案，乃径曰："必化为黑色之河泥。"噫，何其神也！余笑颔之。因忆某日有徐先生（先生亦尝从师游）者尝来谒师，曰："家慈以肠病弃养矣。时余以事远羁他方，未克侍侧。中医以药攻之不下。西医剖开肠之一角，见肠中所蓄，非为燥矢，乃尽属如河泥状之物。于是施术取去污物，病暂愈。乃不幸又二月余而弃养。"于此可见西医之治疗肠痈，虽见效于一时，而终不足恃，忽其本而务其末，倘死者有知，能不饮恨九泉乎？

坐谈有顷，因询史君以得病之由。曰："昔年患病，常不服药。家严笃信仙佛，每以香灰令服，病因其在此乎？"但斯时史君所下者，已由黑色渐变为紫红之咖啡色矣。

三诊：两进加味大黄牡丹汤，肠中宿垢渐稀。惟脐右斜下近少腹处按之尚痛，则病根尚未尽去也。

仍用前法减硝、黄以和之。

粉丹皮一两　冬瓜子一两　生苡仁一两　桃仁泥五钱　败酱草五钱　京赤芍六钱　生甘草二钱　当归五钱　桔梗三钱　杜赤豆四两（煎汤代水）

姜佐景按：史君服此凡六剂，所下之物，渐由咖啡色转为绿色。而绿色之中更杂有如蚕砂之黑粒。少腹痛处较瘥，惟上行之筋反觉微微牵引不舒。六剂之后，停药二天，乃行四诊。

四诊：肠痈近已就痊，惟每日晨起大便，患处尚觉胀满，时时头晕，脉大。

患处尚觉胀满，恐系夙根未除。然下经多次，血分大亏，时时头晕，脉大，虚象也。当以补正主治，佐以利下焦水道。

大川芎一两　全当归五钱　大熟地四钱　春砂仁一钱　赤白芍各三钱　猪苓三钱　明天麻四钱　陈皮三钱　泽泻二钱　生白术五钱　冬葵子五钱

姜佐景按：史君服此补正分利之剂后，前之大便时痛者，今已不痛矣。且其前色绿者，今亦转黄矣。惟七分黄之中，仍有三分绿耳。史君前有遗精宿恙，此时又发，惟遗后绝不疲劳。

或系本方分利药太重之故欤？惟遗后绝不疲劳，则亦无妨焉。

瘥后，史君踵予道谢。曰：承先生等诊视，吾之恶疾已全愈矣。溯我未遇先生之前，历访中外名医，祈祷远迩神祇，二年于兹，所费时间金钱，不可数计。顾又以此辞业，未获小效。苟早知先生，则二年之劫运岂非可免乎？虽然，今日若是，亦不幸中之大幸矣。史君又曰：我以老师之方，示我亲友，亲友无不咋舌。以剧药而用剧量，彼辈未之前睹也。余曰：剧药所以治剧病，方今举世滔滔，病家之讼医家者，日有所闻，故时流习为轻剂，驯至剧药无敢尝试，剧病无由以起，悲夫！

姜佐景又按：惠甫曾大病三次，皆属于肠，本案所载乃第一次也。其后二次，亦由吾师生共愈之。嗣是惠甫识医药之保身，乃毅然弃业，从师习医。寒暑尚未三易，而惠甫已成医界通人矣。故我称惠甫或曰先生，或曰君，或曰师兄者，先后关系不同故也，兹姑悉仍其旧。

第七八案　肠痈其二　曹颖甫师医案

大黄牡丹汤　芍药甘草汤　四逆散

曹颖甫师医案：初诊陆左，痛在脐右斜下一寸，脉大而实。

当下之，用仲景法。西医所谓盲肠炎也。

生军五钱　芒硝三钱　桃仁五钱　冬瓜仁一两　丹皮一两

二诊：痛已略缓，右足拘急，不得屈伸，伸则牵腹中痛。

宜芍药甘草汤。

赤白芍各五钱　生甘草三钱　炙乳没各三钱

姜佐景按：俗所谓缩脚肠痈者，此也。吾师移伤寒之方，治要略之病，神乎技矣！

三诊：右足已伸，腹中剧痛如故。

仍宜大黄牡丹汤以下之。

生川军一两　芒硝七钱（冲）　桃仁五钱　冬瓜仁一两　丹皮一两

曹颖甫/拙巢注　愈。

姜佐景按　本案陆左患足拘急，因获治而伸；有一柠者足本得伸，因误治而致拘急，两者相映成趣，令人捧腹。柠者邹姓，性情滑稽，常喜据丹方小册，以自治己病。一日发热，体痛无汗，意求汗出。闻友人言，糯稻根、瘪桃干可以治汗出不止，竟误会其意，取而服之，于是右足遂挛。其妻扶之，叩师门请诊，师睹其突梯之神情，不禁大笑。

肠痈病证，变化多端。上述各案尚不足以尽其情。

吾友蒋冠周君偶抱孩上下阶沿不慎，稍一惊跌，顷之心中剧痛不可耐。次日痛处移于少腹右旁盲肠处。医以定痛丸止之，而不能治其病。

其令正来嘱余诊。余适以感暑卧床，荐就吾师治。吾师予以大黄牡丹汤加减，二剂将愈。不知何故，忽又发剧痛如前，改就西医诊，用药外敷，约十余日，徐徐向愈。自后盲肠部分有一硬块如银元大，隐隐作痛，按之更显。蒋君以为病根犹在，虑其再发，意欲开刀，作一劳永逸之计。余力止之，用阳和膏、硇砂膏加桂麝散等香窜之品，交换贴之，一月而消，此一例也。

盛熙君尝患腹中隐痛，时差时剧者三年。——余以四逆散愈之，竟不复发。一年后，某夕贲临，坦然曰：吾腹中不舒，请疏方。持脉未毕，腹痛大增，甚至呼号伛偻。列方未毕，痛竟不能耐，急呼汽车，由他友伴送之归。

药为理中加味，疑其中寒也。药后，即大呕吐，继之以血，终夜反复，不获一寐。次日往诊，自谓腹中痛差，盲肠处转痛。

余知其病情与上案蒋君仿佛，乃以轻剂大黄牡丹汤微下之。三日，踵余道谢，能久坐戏剧院，观赏电影矣，此又一例也。

曹颖甫曰：肠痈一证舍大黄牡丹汤以外，别无良法。《千金》肠痈汤虽与此方大略相似，而配合犹未尽善。但有时药虽对病，而治愈正未可必。尝治庄翔生次妻张氏，屡用本汤攻下，而腰间忽起流火，以至于死。

考其原因，实由平日有鸦片瘾，戒烟后，不复吸烟，常用烧酒浸鸦片灰吞之，以至肠燥成痈。下后，鸦片灰毒内发，遂发流火，以至由肿而烂，终于不救，要不得归咎于方治之猛峻也。欧阳文忠述其先德曰：“求其生而不得，则死者与我皆无憾也。”吾愿同学诸君奉此言为圭臬。

第七九案　肠痈其三　曹颖甫师医案

承气汤加桃仁　《千金》肠痈汤　十全大补汤

曹颖甫师医案　初诊：周小姐，住小西门。周小姐先于本年五月间病肠痈，经吾师暨俞哲生师兄后先治愈，体健回校肄业。至十二月间，因运动过度，饮食不节，前之盲肠患处又见隐痛，大便不行。乃市某西药房所制之丸药服之，冀其缓下。孰知仅服二丸，便不得下，痛反增剧，不能耐，自悔孟浪。无已，仍请吾师赐方。

大便不甚畅行，自以他药下之，痛而不行。仲师所谓非其治也。今拟用承气汤加桃仁主之。

生川军三钱（后入）　枳实四钱　川朴二钱　桃仁四钱　芒硝二钱（冲）

服后，便畅下，痛大除，惟有时按之还作小痛耳。越日，乃来二诊。

二诊：昨经下后，旧时患处按之尚痛。脉弦而数。

用《千金》肠痈汤以和之。

粉丹皮三钱　丹参三钱　白芍三钱　生地黄五钱　生甘草一钱　败酱草三钱　茯苓三钱　生苡仁八钱　大麦冬五钱　桔梗一钱　柏子仁一两　佛手二钱　生姜三片

姜佐景按：周女士来二诊时，余方恭侍师侧。师令余按脉，得弦细而数。察其面色，似未甚荣润。惟据述痛已大减，无任私慰。师令余拟方。余曰：《千金》肠痈汤差足以和之。承赐诺，即用焉。

以其下经多次，故不加大黄；以其夜寐不安而性易躁怒，故加柏子仁；以其偶或气郁不舒，故加佛手；以其经欠调，故仍用丹参。药味既多，竟不似吾师之方矣，相与一笑。

周女士服此二剂，大觉舒适，夜寐竟安。闻师将返江阴度岁，重来乞调理长方，余乃知之稔。

本案似无多大特色，不足录，惟以其可以示复发及调理之一格，故附焉。虽然周女士初病之经过，极曲折侥幸之奇观，容续述之，以博一粲。

先是五月间，周女士病腹痛偏右，就诊于中医孙先生。孙先生与以理气定痛之剂，续治二月有余，不见效。改请西医王先生诊察究系何病，断谓盲肠炎。欲求根治，当用手术。病家不敢从命，乞施别法。西医乃用冰罩其患处，痛止，周女士得仍回校中攻读。未逾十日，病又作，倍剧于前。至是西医坚决主张用手术，且谓时不可失，后将无及。相与议定手术费银若干两，但须家长签字，即可实行。此时也适周女士之父因事在杭，接家报如此云云，急覆电谓待我返再议。而女士之痛已不可忍，且拒按，右足不能伸，证情岌岌，不可终日。周母无主，惶急异常。会有戚祝先生至，曰：何不请中医治？周母曰：中医之方积叠成簿，惟其不能治，乃请教西医耳！曰：我有友人或能治此，曷请一试？于是俞哲生师兄应运而出。晚七时许诊之，洒淅恶寒，口渴，脉弦滑而数，苔抽心而绛，边反白腻。

急疏大黄牡丹汤加味，内用生大黄三钱。周母急令购药煎服，待其服已，俞师兄乃返寓。夜十一时，周先生忽作不速客访俞兄，惊问曰：生大黄竟可服至三钱耶？我昔延请之孙先生用药数十剂，仅末剂有蜜炙大黄五分。俞兄问服后病情，曰：腹加痛矣，将奈何？俞兄慰之。周先生曰：姑待我返舍看变化如何。倘不幸转剧，我必以电话相告。未越一小时，俞家之电话铃声果响。诸君试思之，俞君为一执业未久之医士，当时闻此丁丁之铃声，将生若何之心理？然而事出望外，但闻周父曰：病者得下，而足已伸矣。续诊三次，颇告顺手。并知服第一剂后，下如血筋等污物；服第二剂后，下瘀血；服第三剂后，下血水；服第四剂后，竟得黄色粪。其日适值病者经来，病情未免夹杂，当延老师诊治。

视已，师曰，病根未除也！依然用下剂。晚六时服药，其夜病者竟作瞑眩。四肢厥逆，冷汗出，下经六七次。至天亮，痛休。自是方真入坦途，了却无限风波。至于瞑眩之夜，周父额汗奔波，叩师门以问计者，又当在智者意料之中也。

余又诊得一盲肠炎病，即肠痈也。病者为友人陈君子良弟，名国桢，年十五，肄业城内一粟街尚文小学六年级，住大南门电话局后宝隆里六号。国桢攻读至勤，因家离校稍远，每饭已，辄匆匆赴校，日以为常。二月一日子良邀余诊视，据述已经西医陈天枢先生详细诊察，指为盲肠炎，并曾注射退热剂之药，及用安福消肿膏，因病势急，似尚未见速效。大便四日未行，小便短赤，绝不欲食，常屈足而卧。每痛作，辄不耐云云。余以手按其患处，适在所谓马克孛内氏之压痛点，即自脐至右腹角高骨引一直线，此线与右直腹肌边线相交之点是，亦即近前线之中点。自起病至今，已四日矣。家人见病不退，且知按诸西医法，当用手术，方得根治，但恐发生危险，故未敢冒昧尝试。

当时余初诊方，用生川军二钱、粉丹皮二钱、桃仁泥四钱、元明粉钱半分冲、京赤芍三钱、败酱草钱半、生苡仁一两、香谷芽三钱。

二日复诊，知一日服药之后，得下三次，悉属秽浊不堪之物。腹痛随减，按之亦不甚痛，又能进粥，大佳。

方用生川军钱半、粉丹皮三钱、桃仁泥二钱、冬瓜子四钱、元明粉一钱、柏子仁四钱、赤茯苓三钱、生苡仁一两、光杏仁三钱、生甘草钱半。

三日三诊，知二日夜中亦下，腹中甚适，言语渐有力，舌苔渐清净，小便之色渐淡。

予粉丹皮四钱、败酱草二钱、桃仁泥二钱、冬瓜仁四钱、生苡仁一两、柏子仁五钱、火麻仁四钱、光杏仁三钱、赤茯苓三钱、紫丹参二钱、香谷芽三钱、生甘草二钱。

四日**四诊**，知三日夜中，大便较难而痛，苔腻脉弦。

料其内热未除，急予制川军钱半、粉丹皮二钱、桃仁泥钱半、冬瓜子四钱、元明粉一钱二分、生苡仁一两、京赤芍三钱、藿香钱半，佩兰钱半、生甘草钱半、灯心三札。

五日**五诊**，量得体温三十八度一，脉搏八十二至，舌苔前部较清，后部仍腻，盲肠部得按依然作痛，每夜必自痛剧，甚至呼喊。

药用生大黄二钱、牡丹皮三钱、桃仁三钱、芒硝二钱、枳实钱半、厚朴三分、当归尾钱半、京赤芍三钱、生苡仁一两、炙乳没各一钱。

六日**六诊**，病家疑惧。子良谓大便日日得下，痛苦依然未除，如何堪长用攻药，得毋坏其肠？伯母尤焦虑，因所育子女凡十人，以小恙而折者凡五，皆得病辄延医，延医辄不治。此番愁眉，自在意中。独老伯庆斋先生供职于枫林桥市政府地政局，是日特告假商诊，拜聆之下，知为识者。老伯意加重攻下之品，一面请西医施止痛针，余难加可否。量其身热升作三十八度七（时当下午三时），计其脉搏得九十至，精神较昨困顿，脉亦无力，舌苔又呈腻象，并见咳嗽不爽，不思纳谷。虽痛之次数较稀，综察全证，殊难乐观。

欲向吾师请教，而吾师适已返江阴，度旧岁欲荐他医以自代，病家又慰留勿许。默思责任之重大，证情之棘手，无异孤军苦战，草木皆兵。阅者试设身处地为余着想，居此险境，将何所施其技？殊不知当此进退维谷、疑难莫决之际，正医者炼胆煅心之时。炼何胆，炼大胆也；煅何心，煅细心也。余乃整襟危坐，凝神沉思。

夫病为盲肠炎的证，药属盲肠炎主方，投之未得捷效者，以其蚓突中当有污物未出，即吾师所谓病根未拔也。每作阵痛者，即蚓突力拔病根时也。精神反疲，体温反高（下午三四时许本较高），脉搏反数者，以病既延久，正气随虚也。然则急起直追，何容踟躇？

因将原方去枳实，加生黄芪钱半、生甘草钱半、杏仁三钱、藿香二钱，改厚朴作五分。

七日**七诊**：病情竟急转直下，身热退至三十七度六，脉搏减至七十六至。苔大化，纳突佳。余惊问其故，据述六日晚服药后，上半夜呼痛特甚，倍于畴昔。惟子夜后即泰然睡去，绝不呼痛。天亮醒来，其粪色作淡黄色，异于前此之污色、黑色、老黄色。且其粪能沉器底，不似前之但浮矣。小便亦较清长。

因予生大黄一钱、牡丹皮三钱、生苡仁八钱、冬瓜子五钱、柏子仁三钱、光杏仁二钱、生黄芪二钱、当归尾钱半、炙乳没各八分、赤茯苓三钱、生甘草钱半。

八日**八诊**，体温退作三十七度四，脉搏减作六十七至，此乃病后应有之现象。盲肠部分已完全不痛，且软如左侧，能自由起立，如平人，又食而知味。

当予生大黄八分、牡丹皮二钱、生苡仁四钱、大生地三钱、生黄芪二钱、潞党参一钱、当归尾钱半、炙乳没各八分、杏仁三钱、生甘草钱半。

九日**九诊**，国桢能到前房，坐案旁畅谈，不须余就床沿问切矣。

当从十全大补汤加减，嘱服二剂。次日适值废历岁尾，病魔乃随年神俱去。

余于本病素加注意，前年参观同济大学人体解剖展览会时，曾检阅盲肠及蚓突之种种异状至详。余并有一臆想，即大黄牡丹汤可代西医之刀与钳，且本汤能驱除蚓突中之污物，有刀与钳之利，而无刀与钳之弊。人初闻吾此言，鲜不以为炫技欺世，故我宁甘自藏拙。自得国桢之诊，益信吾言不谬。实告世人，所谓盲肠炎者，初起每非盲肠本身之发炎，乃盲肠后部之附属器官称“蚓突”状如小管者发炎耳。肠中污物之所以得入蚓突中者，因盲肠部分肠内容物拥挤不堪，不能上行，以致从旁溢入蚓突耳。服大黄牡丹汤即得泻出污物者，因肠壁受药力之刺激，故能推送内容物上行，平行，下行，以达肛门。盲肠之处既空，蚓突又得药力之刺激，乃返挤污物于盲肠，由是蚓突之炎以消而病以已。故云本汤可代刀与钳者，乃言其药力能刺激肠壁及蚓突，使自起力量，排出污物耳。执是以言，宁不可信？

肠痈初起，每有恶寒之状。国桢初得病时亦然。故《金匮·疮痈肠痈浸淫病脉证并治篇》第一条即曰："诸浮数脉，应当发热，而反洒淅恶寒，若有痛处，当发其痈。"内"而反洒淅恶寒"大堪着目。世人竟有误认为疟疾之初起者。又"发"字，诸家多凿解，窃意内痈生于体内，无从目睹，当其初起之时，甚不自知病所何在，故曰"若有痛处，"则"当发其痈"者，犹曰"当觅其痈"，盖"发"，犹"发现"之谓也。

《金匮》曰："肠痈者，少腹肿痞，按之即痛如淋，小便自调，时时发热，自汗出，复恶寒，其脉迟紧者，脓未成，可下之，当有血，脉洪数者，脓已成，不可下也，大黄牡丹汤主之。"历来注家对于"脓已成，不可下也"一语，殆无异辞，甚且以此为大黄牡丹汤与薏苡附子败酱散主治之分野，此殆不思之过也。

《金匮》所谓未成已成之脓所包至广，一切炎性渗出物、腐化之白血球、腐烂之肠壁皮肉等均是，要在当去之例一也。夫肠痈当未成脓之前，曰可下之，试问欲下者何物？依余之说，下其肠中一切污积，使蚓突得挤出病根是矣。当已成脓之后，反曰不可下之，试问其脓作何处置？将使脓复返为血乎，此乃绝无之事。将任脓突脐而出乎，此乃速死之图。《方伎·杂志略》云："一商家女（中略）自腹以至面部四肢悉肿，少腹右方之底有酿脓。因思取脓则可保十日，以此告病家。病家相惊吐舌，谓前医皆不知有脓，但云补药以助元气，则水气自治耳。遂乞施针。余曰：针则至多延命一月。取脓则十日。但识病在医，而死生任诸天数，姑针之可也。遂用铍针刺入寸许，脓汁迸射，上及承尘，臭气扑鼻，病家人人惊愕，乃与薏苡附子败酱散，疮口纳细棉条以出瘀脓。然其人元气渐脱，十一日而毙。"可谓一证。犹曰薏苡附子败酱散主之。试问服散之后，散能与脓起化学作用，齐化为乌有乎？吾惧其未能也。若曰散将与脓结而俱下，则依然是下法，乌得曰不可下？或曰：不可下者犹言不胜下，下之终危也。余则谓果下之，犹不失背城借一之计，不下即是束手待毙之策。孰得孰失，明眼者自能辨之。况脓去正虚，大可用补，活法在人，宁难善后。故窃于“不可下”三字大起疑惑，即使的系仲圣遗文，犹当据事实以改正之。如何改正，曰：当作“当急下”也（又经文称本病“小便自调”，按之事实，不尔，改正之责，委之贤者）。

《金匮》大黄牡丹汤方后曰：“顿服之，有脓当下，如无脓当下血。”本已昭示后人无脓当下，有脓当急下，悉主以本汤之意，人自不察耳。以病例言，本集肠痈案其一史君之大下河泥状污物，其三国桢之下秽浊不堪物，皆有脓当下之列。吾师金匮发微本汤条下师母之下血半净桶，及本集肠痈案其三周女士之下血筋瘀血血水等物，皆无脓当下血之例。是故下血云者，此乃当下之恶血，血去则病除，绝非失血之谓也。

客曰：审如君言，薏苡附子败酱散将无用武之地矣。答曰：非也，特其用武之时不同耳。余有本汤治验一案颇富趣味，容详本录第二集中。但二方不同之点，当稍述一二，以快客之先睹。依《金匮》法，肠痈实分为二种。一种为热性者，为大黄牡丹汤所主；一种为寒性者，为薏苡附子败酱散所主。热性者多急性，寒性者多慢性。热性者痛如淋，寒性者痛缓。热性者时时发热，寒性者身无热。热性者常右足屈，患起于瞬时；寒性者则身甲错，恙生于平日。热性者属阳明，故大黄牡丹汤即诸承气之改方；寒性者属太阴，故薏苡附子败酱败乃附子理中之变局，且散与丸为近。热性者病灶多在盲肠，寒性者病灶不限于盲肠。能知乎此，则二汤之分明矣。客憬然若悟，鞠躬而退。

西医治盲肠炎初起，用冰罩其患处，可以暂遏病根，略退炎灶。不久以后，炎灶复生，病势反剧。于是注射退热剂而热不退，注射止痛剂而痛不止。盖皆治标之法，无裨实际故也。其惟一治本之法，厥为动手术。陈庆斋老伯见告云：近者一人患盲肠炎，受割治，割口缝成后，依然作痛，查知有一小块药棉留腹中，忘未取出，再开刀，卒不救云云，此又动手术之意外枝节也。然则西医何不用下法？意者最初西医之治本病，原用下法。但多致肠穿孔出血而死，后遂医医相诫，故至今无复有敢议下者。然则中西医同用下法，而死生之分又何径庭？盖下其所谓下，非吾之所谓下也。实言之，大黄牡丹汤之下，下中带消炎之意。本经谓大黄荡涤肠胃，推陈致新，牡丹皮除瘀血，疗痈疮，即是此意。而彼之下药或仍系金石热品，以热攻热。无怪肠壁穿孔。得此一说，吾惑庶解。今有西医于此，采取吾说，选用能消炎之下剂以治盲肠炎，使其得效，余乐闻其言，使其偾事，余恕不负责。欲策万全之道，请用大黄牡丹汤！

曹颖甫曰：无锡华宗海，丁甘仁之门人也。曾于十年前患肠痈，往医院治疗。同时患肠痈者三人，二人先行破腹，皆命随刀尽。宗海闻之惧，无如已经签字，无从反悔。最后，某西人以学徒手术不精，自行奏刀，将盲肠之阑尾割去缝好，幸得生全，是殆有命存焉。虽然，令前解剖之二人或不入医院，用大黄牡丹汤治之，吾知其未必致死。于此而不归咎于人事之失，不可得也。

第八〇案　肺痈其一　曹颖甫师医案

桔梗汤　葶苈大枣泻肺汤　千金苇茎汤　犀黄醒消丸

桔梗甘草汤

曹颖甫师曰：辛未七月中旬，余治一陈姓疾。初发时，咳嗽，胸中隐隐作痛，痛连缺盆。其所吐者，浊痰腥臭。

与悬饮内痛之吐涎沫，固自不同，决为肺痈之始萌。遂以桔梗汤乘其未集而先排之。

进五剂。

痛稍止，诸证依然，脉滑实。

因思是证确为肺痈之正病，必其肺脏壅阻不通而腐，腐久乃吐脓，所谓“久久吐脓如米粥者”，治以桔梗汤。今当壅塞之时，不去其壅，反排其腐，何怪其不效也。《淮南子》云：葶苈愈胀，胀者，壅极不通之谓。《金匮》曰：肺痈，喘而不得眠，即胀也。《千金》重申其义曰：肺痈胸满胀，故知葶苈泻肺汤非泻肺也，泻肺中壅胀。今有此证，必用此方，乃以葶苈大枣泻肺汤。

葶苈子五钱　大黑枣十二枚

凡五进，痛渐止，咳亦爽。其腥臭挟有米粥状之痰，即腐脓也。

后乃以千金苇茎汤，并以大小蓟、海藻、桔梗、甘草、杜赤豆出入加减成方。至八月朔日，先后凡十五日有奇，用药凡十余剂，始告全瘥。

九月底，其人偶受寒凉，宿恙又发，乃嘱兼服犀黄醒消丸，以一两五钱分作五服。服后，腥臭全去。但尚有绿色之痰，复制一料服之，乃愈，而不复来诊矣。

姜佐景按：本案并略见《金匮发微》。后历检吾师医案，乃得本案之先后全方，两相对照，更易昭然。特再附诸方于下，谅阅者当不嫌重复也。

初诊：七月十二日。陈左，住浦东陆家渡。咳嗽，胸中痛，上连缺盆，而所吐绝非涎沫。

此与悬饮内痛者固自不同，肺痈，宜桔梗甘草汤。

桔梗五钱　甘草五钱

二诊：七月十八日。五进桔梗汤，胸中痛止，而左缺盆痛。

此肺脏壅阻不通也，宜葶苈大枣泻肺汤。

葶苈子五钱　黑大枣十二枚（先煎）

三诊：七月二十四日。五进泻肺汤，左缺盆痛止。痰黄厚，时见腥臭，及如米粥者。

此湿邪去，而燥气胜也。宜《千金》苇茎汤。

鲜芦根四两　生薏仁一两　桃仁五十粒　冬瓜子五钱

四诊：七月二十九日。服《千金》苇茎汤五剂后，咯出之痰腥臭止，而如米粒者亦除。惟痰尚黄厚。右三部脉浮滑。

肺痈消，而胃热尚盛也。右三部脉浮滑，不复见沉弦之象，可以无后患矣。

粉前胡三钱　生苡仁一两　桔梗三钱　生草三钱　冬瓜子八十粒　桃仁三钱　杜赤豆六钱　大小蓟各三钱　海藻二钱　芦根五两

曹颖甫/拙巢注：服此二三日，全愈。

续发初诊：九月二日。肺痈愈后复发。咯痰腥臭，见血，心下痛，咳时气从中脘上冲。

宜清胆胃之火，防其乘肺。

柴胡三钱　生石膏二两　生甘草三钱　淡芩三钱　肥知母五钱　生苡仁一两　芦根四两　冬瓜仁一两　桃仁三钱　杜赤豆一两　全当归四钱

二诊：九月十日。肺痈未能断根，咯痰腥臭如昔，但不似米粥耳。痰不黄而色绿，味酸，咳不甚，脉细数。

仍宜桔梗甘草汤，不当攻伐，佐以消毒，以清病原。

桔梗一两　生甘草五钱　冬瓜仁一两　昆布一钱五分　海藻二钱　大小蓟各一钱　五分前胡三钱　犀黄醒消丸三钱（另服）

曹颖甫/拙巢注：后不复服药，专服犀黄醒消丸，愈。醒消丸系王鸿绪法，马培之颇非议之。然用之而效，则马说不足信也。

姜佐景按：夫肺痈，重病也。仲圣云：脓成则死。今本案病者脓成而腥臭，吾师乃能愈之，岂吾师之术迈于仲圣乎？非也。所谓则死者，极言其危，而教人药量之不可轻也！

夫桔梗，今人仅用数分至一钱；葶苈今人少用之，用之亦不出数分；苇茎今人通常用一尺。今吾师用此三者乃至五钱、五钱、五两，不其骇人乎？虽然，此皆仲圣之教也。余仍恐脓成亦可愈之难以信人也，姑引他医之医案一则如下，以为佐证。

新建熊廷诏老医作《内痈治疗记》曰："肺痈一症，《金匮》谓脓成则死，但病者别脏器官尚强，而单单肺脏局部溃烂，尚可救治。民国十九年，国民革命军陆军第三十四旅驻节施南，有罗连长树成者，黔之松涛人，年约三十，于夏月初出防建始县，患热症，被医者误认伤寒，用大辛大温之药，以致攻烂肺之左叶。每咳嗽，则左胁前后皆痛，吐出臭脓败血，五六尺外即闻其秽气。遂转施南，初求西医诊治，听诊、触诊、检温、检尿，精详殆遍。未及三日，即云万无生理，为之宣告死刑。病者绝望。其同事李秘书劝就中医诊治，遂延一同道诊之。其人无经验，慑于胆，邀余会诊。初会面，病者即求决生死。余见其皮肤尚润泽，声音如常，询知饮食尚佳，二便尚和。其脉，滑数且实，右手更洪。

即答之曰：'肺痈一症，医圣张仲景断为脓成则死，今阁下吐出皆脓血，余何人斯，敢云能活？但详观外貌润泽，肺部似未全枯，耐烦服药调治，或能挽回，但不居功、不任过耳。'罗曰：'先生能治，好歹决无怨言。'余遂详诊其脉，滑数且实，右手更洪，即认定为肺痈。

参用《金匮》葶苈大枣泻肺汤、桔梗汤、大黄牡丹汤、千金牡丹皮散，出入加减。总不使其大便秘结，则肺热有下行之路。前后服药八十余剂，另用西洋参代茶，亦服至半斤。时至百日之久，脓血方净，一切如常。但每咳则左胁前后隐隐尚痛。

即以白及为末，用米饮冲服，每日四钱，共服八九两，其病始告全愈。次年回黔，来函道谢。二十二年来函，竟升团长矣。

可见治病要在医者统察全局，胸有把握，若拘拘于脓成则死，误矣。当其初求余诊之际，一般西医皆谓此病由中医治，决死无疑。如不死，愿断头。余潜心精究，毫不为动。及余治全愈，罗旅长谓诸西医曰：'尔等拿头来！'若辈噤若寒蝉。此病终算战胜西医一次，爰公开告吾同道，以供讨论，固非炫己之长耳。"

又曰："今年五六月间，余在施恩救济院施医，所诊一漆匠名黄玉林，年四十，贫苦无依，患肺痈，吐出臭痰脓血，气达六尺以外，其痰落地，须臾发酵，高至六七分，成花泡。咳嗽则胸中隐隐作痛，饮食衣服皆不适体。

淳于公所谓六不治已居其半。余令自采芦笋茅根煎水常服，仍依治罗树成法出入为方。经余赠药九剂，幸告愈。可见苦同胞饮茅芦水亦有洋参之力，堪作医林经验之一助。

又余每遇贫人肺热，嘱食豆浆、豆芽汤，亦往往作焦头烂额之客。圣方平易，不尚珍奇。当兹经济破产时代，凡吾同道，在可能范围内，当为民众省节金钱，莫谓非本责而不顾也。”（录《光华医药杂志》三卷二期）

熊老医士大胆细心，诚是吾辈后学者之导师。

《要略》曰：“风伤皮毛，热伤血脉，风舍于肺，其人则咳，口干喘满，咽燥不渴，多唾浊沫，时时振寒，热之所过，血为之凝滞，蓄结痈脓，吐如米粥，始萌可救，脓成则死。”由此可知肺痈之病源为热，其病状为先唾浊沫，后吐脓血。浊沫者，肺津为热熏灼所成也；脓血者，津尽甚至肺体腐化也。又曰：“咳而胸满，振寒，脉数，咽干，不渴，时出浊唾腥臭，久久吐脓如米粥者，为肺痈，桔梗汤主之。”由此可知桔梗汤之所主者，为肺痈之初成，时出浊唾腥臭，必久而久之，方吐脓如米粥，非初时吐脓如米粥也。又曰：“肺痈喘不得卧，葶苈大枣泻肺汤主之。”又曰：“肺痈。胸满胀一身面目浮肿，鼻塞，清涕出，不闻香臭酸辛，咳逆上气，喘鸣迫塞者，葶苈大枣泻肺汤主之。”后人见此二条无脓血字状，竟以本方专为逐水之剂，非有脓血也，乃失仲圣原旨矣。夫曰胸满胀，试问其所胀者何物，非肺津肺体化为脓血而何？曰喘鸣迫塞，曰不得卧，试问其故安在，非肺体腐化不能营其呼吸之工作而何？况仲圣之笔法多有详于彼而略于此者。故桔梗汤条既曰久久吐脓如米粥者为肺痈，葶苈大枣汤二条即但言肺痈，而隐含吐脓血于其中矣。又曰：“《千金》苇茎汤治咳有微热，烦满，胸中甲错，是为肺痈。”按烦满，读如烦懑。烦懑者，肺中微热之初生，似尚未灼烁肺津为腥臭之浊唾也。故苇茎汤所主之候，还在桔梗汤之前。

由是观之，以上三汤，殊有轻重层次之分。苇茎汤最先而轻，桔梗汤为中，葶苈大枣泻肺汤最后而重。姑以方譬方，则苇茎汤犹如白虎汤，桔梗汤犹如调胃承气汤，葶苈大枣泻肺汤犹如大承气汤。今有阳明肠胃病者于此，大便不行，医试以调胃承气，小瘥而未愈，于是与以大承气，遂大下而病瘥。顾胃热未楚，乃以白虎奏全功，此事实所许可者也。故吾师本案先用桔梗，次用葶苈大枣，末用苇茎，其义殆亦犹是。未知吾师之意云何？

凡酒客烟徒大便久秘者，最易生肺热。《内经》以肺与大肠相表里，殆千古不刊之论。本案所引熊老医士之言曰："总不使其大便秘结，则肺热有下行之路。"实经验有得之谈。余尝治前上海晨报馆编辑曹陶成先生夫人，患恙已久，其证每当清晨睡未醒即盗汗，汗后周身觉冷，踡卧被中。盖详察之，大便燥结，三日一行，小溲觉热，脉弦数，咳吐脓痰，胸中隐隐作痛，经事先期而至，作紫色，日晡必发潮热，五中烦热。

略似桂枝加龙骨牡蛎汤证，然而非是，此乃肺痈条之所谓振寒也。夫人自分肺病，疾不可为，愁眉紧锁者多日矣。余曰：毋虑，可治也。用苇茎汤为主方，以治其肺热，加青蒿、白薇、地骨皮，以退其潮热；加丹参、丹皮、益母子，以调其经期。二诊四剂，诸恙均瘳。此即后人之所谓阴虚虚劳，实则要略所云肺痈初起之证也。

更有桔梗白散，合桔梗、贝母、巴豆而成，其力更峻。经文虽曰桔梗汤，疑其有误。本散非但可以治重证之肺痈，且可以荡涤一切顽痰壅塞。在膈上者，能使之吐；在膈下者，能使之泻。东人多有用之者，吾不愿国内之大医反弃而勿道之。

曹颖甫曰：肺痈一证，咳吐时，胸中必隐隐作痛，所吐浓厚之痰，杂以如米粥者，至地甚有力，渐乃发酵成气泡，不复平塌地上。盖胸中热如沸汤，蒸烂肺之本体，然后吐出如脓之痰，则所吐之物其中实有蒸气热力，故吐出而发酵也。此熊医士所见者，予亦亲见之。若夫脉之滑大沉实，与夫大便之燥结，则本证均有之。吾他日得遇熊医，愿为之香花顶礼，为其能为吾医界中放大光明也。

肺与大肠为表里，在今日医林中已成口头禅。而肺痈用肠痈方治，实为破天荒作用，要不失为仲景遗意。即如痰饮，肺病也，而悬饮内痛，支饮不得息，则用十枣汤以下之。结胸，肺病也，则用甘遂大黄芒硝以下之。要之燥气在下，则肺脏必受熏灼，非用釜底抽薪之法，不足以清上炎也。

第八一案　肺痈其二　曹颖甫师医案

桔梗汤　《千金》苇茎汤　《千金》皂荚丸

曹颖甫师医案

姜佐景按：吴君大镛，余友也。其第二女公子，名冠明，年十岁，肄业小学校中。本年（二十五年）七月三日，忽感不适，自言胸中痛，约于十日左右，就诊于上海广慈医院。医与内服药，兼用药水揩胸部。续诊一星期许，胸中痛少止，而身热咳嗽仍甚。十七日起，在家自服种种养肺成药，至二十日无效。是日夜间发热更甚，竟夜不能睡，甚且号哭。二十一日上午，重返广慈医院，请检验，医嘱住院疗治。但卒未果，即回家。

二十二日就诊中医张君，断为小伤寒。其方案曰："时邪感肺，痰湿交阻，咳呛不爽，肌热颇甚，脉滑数，法拟疏解豁邪，候正。香豉三钱、嫩前胡钱半、蝉衣八分、木蝴蝶四分、浙贝母（去心）三钱五分、橘络一钱、生苡米四钱、款冬花一钱八分、鲜佩兰一钱、桑叶钱半、丝瓜络钱半、竹茹钱半。"

二十三日二诊，方案曰："热势夜甚，咳呛胁痛，夜难安睡，脉数舌绛，时温挟痰湿交阻，再以宣解为治，恐剧，候政。炒香豉三钱、白夕莉二钱、浙贝母（去心）三钱、蝉衣八分、光杏仁三钱、路路通五个、生苡米四钱、通草一钱、嫩前胡钱半、鸡苏散三钱（包）、荷梗尺许、竹二青钱半。"服后，痰出渐呈臭味。

二十四日三诊，方案曰："热势较昨已淡，咳呛颇甚，脉滑数，苔腻，温邪挟痰湿遏肺，再进昨法加减，候正。香豉三钱、鲜佩梗钱半、蝉衣八分、鸡苏散三钱（包）、浙贝母（去心）三钱五分、紫（菀）钱半、光杏仁三钱、白夕莉二钱、木蝴蝶五分、前胡钱半、荷梗尺许、炒竹茹钱半。"

二十五日四诊，方案散佚，共四诊。至是，热加甚，抚之烙手，咳亦甚，每作则痛剧，彻夜不安，甚至昏厥，乃由伊母手抱竟夜。

二十六日，延西医胡先生诊，断为肺炎。用安福消肿膏外涂胸部，又注射药水二种，一以退热度，一以滋营养。如是三日，热略退，顾退后热又高，痛咳未减，不能平卧，但坐，喘鸣迫急，肩动以助呼吸，是为肩息。

胡先生恐变急性肺炎，嘱另请高明。八日上午，急送红十字会医院。陈医师诊为肺脓疡，应用手术。当夜住院，九日照X光一次，审知左肺无恙，右肺因肋膜太厚，不能成影。十一日早，又照X光一次，下午又照一次，所以在上下午分行者，因清早脓未出，下午脓已吐，冀比较其不同之情形故也。不料所得底片二纸，毫无异状。尔时所吐脓痰之属，积之，每日可得三五小罐。医与鱼肝油等补剂，冀其体力略佳，以为施手术之张本。并经验血二次，似未有结果。小儿科主任陈医师主张用人工气胸术，使肺部压小，以便抽脓。但可否实行，还须先照X光，决定病灶后再议。乃由肺科主任刘医师重照X光，所得结果，仍为左肋骨明晰异常，右肋骨部分，底片上全部发白，断为肺与肋膜相接过紧，不可施人工气胸术，终非开刀不可，且须去肋骨一条，以便出脓。但究应取去何条肋骨，仍赖X光之照取。法用一种颜色油从气管打入肺部，如是再照X光时，即易显出肺烂之处，乃可就肺烂最近之处，取去肋骨。据云此种颜色油以后自能吐出，不妨病体。惟动手术前，例须病者家长签字，吴君夫妇筹思再三，终签字与之，时八月十三日下午二时也。

六时许，冠明得知次日将受手术，并须吃颜色油，心滋不悦，忧形于面，婉恳勿尔。吴君夫妇不忍拂其意，乃向医师婉请撤回签字，但仍住院以求别法诊治，医师勉允之。十五日，值星期六夜，吴君忽闻友人言，肺痈一病，中医亦有办法，但须服药已足，不必动手术，较为安全。十六日为星期日，吴君急早起，奔至医院，婉恳领女回家调治。医院中人惊骇曰："君何突然变策耶？余等为令嫒之恙，集会研究者多日，已不知费却几许心血（**佐景注：**此言绝非虚语，我实深信，是以该院历来信誉卓著，非幸致也)。所为者何，无非求令嫒之速愈耳。今者出院，余等固无从施其技，而令嫒亦安得获其救耶?”吴君语塞，辞以经济困难问题。医曰：本院原属慈善性质，此节可以通融办理，请勿虑。终以吴君有外交折冲才能，医许之。即于午刻出院。回家时，胸部右方已略觉高肿。下午，急请拙巢师出诊：

案曰：

初诊：夏历六月三十日。吴冠明小姐，住上海法租界华成路六号。肺痈已经匝月，咳嗽，咯痰腥臭，夜中热度甚高，内已成脓。

当以排泄为主。宜桔梗合《千金》苇茎二汤主治。

苦桔梗五钱　生甘草三钱　生苡仁一两　冬瓜子一两　桃仁六钱　炙乳没各二钱　鲜芦根半斤（打汁冲服，渣入煎）

犀黄醒消丸每服三钱，开水送下

姜佐景按：吴小姐服此一剂，咳即减。次早，大便即通，向在医院，大便常闭，医用肥皂水灌洗，方得粪水，不能自下也。本方连服三日，每早大便均畅行，师本嘱连服四剂，八月十九日（**佐景注**：拙按内悉用国历），又请师二诊。

二诊：夏历七月初三日。

原方去桔梗加葶苈子三钱（炒研），用黑枣去核包麻扎入煎

姜佐景按：吴小姐于下午三时许服初煎药，三刻钟后，忽然剧痛作，大呼姆妈来抱吾。瞬间，气喘，目上视，四肢厥逆，冷汗出，神识不清，随即昏去。同时有一怪象生，即其右胸患处，约在乳部之上，突隆起如拳大。举家惊惶，不知所措。半小时后，神略清，如醒回。至六时，又剧痛昏厥如前。

吴君于晚七时回家，睹状大骇。急请西医胡先生来诊，驾到约夜间十时，主动手术，谓服药无效也，未曾施治而辞。迨夜十二时，病者神志忽然清明，呼啜热粥，果能进一瓯。胸前隆起者依然，而痛却渐定，能安睡。直至次早天明方醒，热渐退，咳渐减。吴夫人曰：“使非昨药之功，

安得否极泰来耶?”即不畏其峻。清晨八时，复予二煎药。服后不复瞑眩。夫人告余曰：“冠明自起病以迄服葶苈大枣前，无一夜得安睡。自服葶苈大枣后，虽病，无一夜不得安睡。”余为之惊异。八月二十日，守服原方，毫无恶化现象。二十一日，三诊。

三诊：夏历七月初五日。

累服桔梗泻肺二汤合《千金》苇茎，病势略轻，仍宜前法加减。

生甘草五钱　生白芍五钱　生苡仁一两　冬瓜子一两　桃仁六钱　桔梗五钱　香白芷一钱　炙乳没各二钱　轻马勃五分　败酱草三钱　葶苈子三钱（炒研，用枣包扎）　犀黄醒消丸每服二钱

姜佐景按：此方连服三日。二十四日，吴君以儿病渐减，拳肿处亦渐平，遂携方至师家，请予加减。

师减去白芷、乳没、葶苈、败酱、马勃，余依旧。又连服三日。

二十七日，吴君凝轩予药一剂，计生甘草五钱、生白芍五钱、生苡仁一两、冬瓜子八钱、败酱草三钱、桃仁泥三钱、桔梗二钱、川贝母三钱、忍冬藤三钱、炙乳没各钱半、白及钱半，觉药汁腻甚。

八月二十八日，予自乡返申，吴君急邀诊视。案曰：“肺痈延已二月，刻诊右肺外部依然隆起，但不如向之如拳矣。咳嗽不爽，咯痰黄绿色，咽中痛，大便二日一行，脉象细数。

拟排脓养阴合法，请正。生甘草三钱、苦桔梗二钱、大麦冬（去心）三钱、天花粉六钱、丝瓜络五钱、光杏仁三钱、象贝母三钱、冬瓜瓣二两、地枯萝三钱。”

二十九日，承邀续诊。据谓昨方颇效。案曰：“服药后，咳时加多，脓痰加多。刻诊脉象数，肩息未除，咽中痛，大便已行而坚。

按此种脓痰蕴积于内，非排去之不为功。病情尚在险途，再拟前法加减。鲜芦根三根，西洋参一钱、生苡仁二两、苦桔梗二钱、冬瓜瓣二两、光杏仁四钱、丝瓜络六钱、地枯萝四钱、南沙参三钱、生甘草二钱。”

三十日，吴君来坚请三诊。谓身热又减，臭痰亦少。其脉细数，一分

钟一百四十余至，息时左肩动。

余以其脉虽细数，一分钟一百四十余至，不足虑。独息时左肩尚动，思仲圣云：“上气，面浮肿，肩息，其脉浮大，不治。”此虽非上气病，终不禁踌躇。又以杂务纷集，无暇抽身，仍主请师续诊。

九月一日，吴君到师家商议，问吉凶，师慰之。案曰：“肺痈业经出险，但咯痰尚浓，兼有微热。——仍宜前方加减。生甘草五钱、桔梗五钱、桃仁泥二钱、生白芍五钱、瓜蒌皮仁各三钱、生山栀钱半，另服醒消丸每服二钱。”此方服后，又有进步。

九月二日，夜中，不知何故，忽云心中剧痛，随呕出鲜红之血，约半小杯，随续吐出数次，吐后，神疲纳呆，又不能安寐。

三日，吴君急到师家乞诊。值师玉体不豫，乃口报药味，由湘人师兄录之。方曰：“嫩射干三钱、白前三钱、桃仁泥二钱、生甘草三钱、生白芍五钱、枳壳一钱、全瓜蒌六钱（切）、桔梗一钱、制香附三钱、生山栀三钱，另服醒消丸每服一钱。”下午二时，进初煎，六时进二煎，夜十一时，痛即定。次早起，痛全除。众惊药之速效，竟至于此也。

五日，师健步，命驾出诊，案曰：

四诊：夏历七月廿日。肺痈无腥臭之痰，病已出险，但时吐浊痰，胶黏黄厚。

当从《千金》皂荚丸法，改汤以治之。盖浊痰不除，咳必不能止也。

牙皂末五分用黑枣去核包煎

姜佐景按：此方之药值贱甚，仅需铜元三枚而已。药铺中先生微笑曰，此能愈疾乎？吴君得药，仍取大黑枣，先去其中核，却纳入牙皂末，用线扎枣两端，使勿漏出，计需枣七枚，已将牙皂末装毕，即煎与服。

服后，竟又峰回路转，别见柳暗花明。陡有多许白腻之痰浊，悉从大便出，口中吐痰反少，一如师预告。非第此也，前数日饮食常带呕意。

予曰，呕者，胃不和也。凡大病久病，有胃则生，胃不和则危，此定例也。今则非第不呕，而且胃纳转佳，又能自起坐大便，或为其他动作矣。又前此卧不得左胁着席者，今则能之。所以然者，前此右肺蓄脓方盛，使用左胁着席，则脓将压诸其他脏器上，因而不舒乎？胸前隆起处，前服三诊方后，即开始降落，今乃悉平。咳嗽时，胸部不再牵痛。又安福消肿膏自经西医敷用，即时常更换，至此乃免除。此方连服三日，功效甚著。自八日起又服前之悬拟方，但去生山栀。其中之醒消丸计守服迄今，自三钱减为一钱，犹未间也。自是顿入坦途，能食饭，怕吃药，嬉戏如常矣。二十九日，吴君又叩调理之方，师曰：

五诊：夏历八月十四日。肺痈已经出险，而阴气大伤。宜千金黄昏汤，昨日姜佐景亦云。

合欢皮如手掌大一块，用水三碗，煎至一碗半，作两次服

姜佐景按：服此甚佳，食量增，而肌肉丰，虽不时尚有微咳，并带薄痰，是为病后余波，不足虑也。

本病有一特性，即但恶热，不恶寒。夫不恶寒、但恶热者为阳明病。故吾曰：肺痈者，阳明病之一格也。夫阳明病以清、吐、下为三大正治，故肺痈之用苇茎，清法也；用桔梗，吐法也；用葶苈、牙皂，下法也。《经》曰："肺与大肠相表里。"故大肠能移热于肺，夫知此方可以言治肺痈。

余更忆某日侍诊师侧，一童子年可十二三矣，随其母来视。童子解衣袒胸，见其左肋骨处有疮痕未敛。其母曰：此儿患肺病，数载于兹。先由外国医生开刀，去肋骨，涌出脓痰不少，自后即不能收口。曾经西医多人察视，率无功。后幸得收口结疤矣，而胸部反痛剧。不得已，又将结口刺破，导入药线，任脓流出，则痛方止。缠绵经年，家资将罄，如之何？余视之惨然。后未来二诊，不知究竟。其母为吴产，齿音明朗，故印象殊深云。

阅者将以为西医不能治病乎，非也。医者不分中西，倘得愈病，常不惜任何牺牲以赴之，遑论椎心呕血而已哉？故彼不为医者，决不解医者之苦。彼惯用轻剂，或一遇重证，即日另请高明之医，亦决不解肯负责治重证之医者之苦。

先岳西垣童公于今岁八月归道山。先是客岁十二月间，患大渴引饮，日进大量果汁，雪夜不识寒，犹自开窗睡。生平抱不药为中医之旨，不信医，亦不自以为病。至二三月间，消渴更甚。及至四五月，转为中消，一日能进食七八次，无饱意。虽病根已深，犹未能善自服药。咳，胸中隐隐痛，吐脓如米粥。

寻而热在上焦，因咳为肺痿。而后知肺痿之病，从何得之，师曰：或从消渴、小便利数一语，确由实验得之（由此，并知或从汗出，或从呕吐，或从便难，又被快药下利，重亡津液诸语，悉由实验得之。我故曰：《伤寒卒病论》者，一部医学实验录也）。寻而胸中隐隐痛，热之所过，血为之凝滞，蓄结痈脓，吐如米粥，知此为肺痈矣。

迨余返里省视，则已大肉尽削，恶闻食臭。诸医束手无策。余亦勿能例外。况其时因神疲纳呆，不得已，稍进福寿膏以图振作。夫病本由亡津液而生，安堪以膏火续烁之？余见证状已危，乃用大剂苇茎合桔梗甘草加味，咳爽脓出，目得泪，足能行，初似略有进步。继乃又转萎靡。

临危前数日，脉象怪状迭出，多非二十八脉所备者。然后知仲圣谓始萌可救，脓成则死者，盖排脓非难，而脓排后生肌复原之实难也，又何况期此于七十二龄之老翁哉？呜呼，先岳硕德鸿儒，诗书遗泽，足启来兹，堂构相承，克家绳武，泉路有知，似可含笑。然而余在医言医，则常耿耿有余恨焉。余恨者何？曰：不能如吾师之善用葶苈牙皂也！为特详志吾过，以告世之治医者（又黄芪于本病有特效，医者不可不知）。

曹颖甫曰：凡治此证，痈脓结聚肺部，当开泄肺气，清其郁热，为第一步。

及肺脏气疏，咯痰不畅，则以决去痈脓为第二步。

及腥臭之痰出尽，而胶痰之未成脓者，尚吐之不已，则以破除痰结为第三步。

及胶痰渐少，肺之破碎处当用补救，则以扶养肺阴为第四步。

惟补救之方推《千金》黄昏汤为最。黄昏为合欢皮，张璐玉称其两干相著，即黏合不解，取其黏性实足以补肺脏之罅漏，而收其全功，较世传白及尤为稳当。敢布腹心，以告同仁。按合欢为马缨花，花红如马缨，五六月始开，枝干多连理，予亲见之。盖肺主皮毛，此树之皮彼此易为黏合，故能补肺之绽裂也。

曹颖甫按：佐景谓肺痈病原实出阳明，此说甚精确。盖肠胃燥实，郁热上熏于肺，则肺燥而胶痰生。一日之燥气不除，则一日之胶痰不去。久久热伤肺脏，因变痈脓。故治之之法，第一当开壅清热，其次则当破顽痰，皆所以抉其壅也。至如中消之证，尤当破其壅结，而清其胃热，重则承气，轻则人参白虎，皆当用之。否则，肺液一伤，甚则为痈，轻即为痿（**姜佐景注：**肺痿又有属于寒性者，多为虚证，治法迥异）。童公之病，实由于此，竟致不起者，未尝不由此也，可以为前鉴矣。

姜佐景又按：余记本案既竟，携示吴君大镛。吴君阅毕，乃书证明词如下。“小女刻已全愈，曹公再造之恩，不敢忘也！本案记载翔实无误，世有同病者，知所抉择矣。特此附笔证明，并表谢忱。民国二十五年十一月吴大镛拜志”

第八二案　悬饮其一　曹颖甫师医案

十枣汤　大柴胡汤加厚朴芒硝

张任夫先生，劳神父路仁兴里六号。

初诊：二十四年四月四日，心悸，胁下痛，胸中胀，脉来双弦，干呕短气。

水气凌心则悸，积于胁下则胁下痛，冒于上膈则胸中胀，脉来双弦，证属饮家，兼之干呕短气，其为十枣汤证无疑。

炙芫花五分　制甘遂五分　大戟五分

上研细末，分作两服。

先用黑枣十枚煎烂，去渣，入药末，略煎和服。

姜佐景按：张君任夫，余至友也。先患左颊部漫肿而痛，痛牵耳际，牙内外缝出脓甚多，大便闭而舌尖起刺。

余曰，此骨槽风也。余尝以阳和汤治愈骨槽风病多人，惟张君之状稍异，大便闭而舌尖起刺，当先投以生石膏，凉膈散各五钱，后予提托而愈。

越日，张君又来告曰，请恕烦扰，我尚有宿恙乞诊。曰，请详陈之。曰，恙起于半载之前，平日喜运动蹴球，恒至汗出浃背，率不易衣。嗣觉两胁作胀，按之痛。有时心悸而善畏，入夜，室中无灯炬，则惴惴勿敢入，头亦晕，搭车时尤甚。嗳气则胸膈稍舒。夜间不能平卧，平卧则气促，辗转不宁。当夜深人静之时，每觉两胁之里有水声漉漉然，振荡于其间。……

余曰，请止辞，我知之矣。是证非十枣汤不治，药值甚廉，而药力则甚剧。君欲服者，尚须商诸吾师也。君曰，然则先试以轻剂可乎？曰，诺。当疏厚朴、柴胡、藿佩、半夏、广皮、车前子、茯苓、清水豆卷、白术等燥湿行气之药与之。计药一剂，值银八角余。服之，其效渺然。张君曰，然则惟有遵命偕谒尊师矣。

翌日，余径叩师门，则师诊视张君甫毕，并在立案矣。走笔疾书，方至“脉来双弦”之句。余问曰：先生，是何证也？曰：小柴胡也。予曰：不然，柴胡之力不胜，恐非十枣不效。先生搁笔沉思，急检《伤寒论》十枣汤条曰：“太阳中风，下利呕逆，表解者，乃可攻之。其人汗出，发作有时，头痛，心下痞鞭满，引胁下痛，干呕，短气，汗出，不恶寒者，此表解里未和也，十枣汤主之。”因问张君曰，君气短而干呕乎？曰：良然。师乃顾谓余曰：尔识证确，所言良是也。师乃续其案而书其方，即如上载者是。

又按：《金匮》曰：“脉沉而弦者，悬饮内痛。”又曰：“病悬饮者，十枣汤主之，”余尝细按张君之脉，觉其滑之成分较多，弦则次之，沉则又次之。以三部言，则寸脉为尤显，与寸脉主上焦之说适合。以左右言，则左脉为较显，盖张君自言左胁之积水较右胁为剧也。

今当报告张君服汤后之情形。张君先购药，价仅八分，惊其值廉。乃煮大枣十枚，得汤去滓，分之为二。入药末一半，略煎，成浆状物。其夜七时许，未进夜饭，先服药浆，随觉喉中辛辣，甚于胡椒。张君素能食椒，犹尚畏之，则药性之剧可知。并觉口干，心中烦，若发热然。九时起，喉哑不能作声，急欲大便，不能顷刻停留，所下非便，直水耳。其臭颇甚。于是略停，稍进夜饭，竟得安眠，非复平日之转侧不宁矣。夜二时起，又欲大便，所下臭水更多，又安眠。六时，又大便，所下臭水益增多。又睡至十时起床，昨夜之喉哑者，今乃愈矣。且不料干呕、嗳气、心悸、头晕诸恙均减，精神反佳。张君自知肋膜炎为难愈之疾，今竟得速效如此，乃不禁叹古方之神奇！

次日中午，喉间完全复原。下午七时，夜膳如常。九时半，进药，枣汤即前日所留下者。药后，胃脘甚觉难堪，胃壁似有翻转之状，颇欲吐，一面心烦、觉热、喉哑，悉如昨日，但略差可。至深夜一时，即泄水，较第一夜尤多。翌晨，呕出饭食少许，并带痰水，又泄臭水，但不多矣。至午，喉又复原，能进中膳如常，嗳气大除，两胁之胀大减。惟两胁之上（乳偏下）反觉比平日为胀。张君自曰：此胁上之胀，必平日已有，只因胁下剧胀，故反勿觉。今胁下之胀除，故胁上反彰明耳。而胆量仍小，眼目模糊反有增无减，但绝无痛苦而已。

吾人既知服后经验，试更细阅十枣汤之煎服法，两相参研，乃知煎服法虽仅寥寥二三行，而其中所蕴蓄之精义甚多。煎服法曰：“右三味，捣筛，以水一升五合，先煮肥大枣十枚，取八合，去滓，内药末，强人服一钱匕，羸人服半钱，平旦温服之，不下者，明日更加半钱，得快下后，糜粥自养。”观张君之第一日先药后饭而不呕，第二日之先饭后药而呕，可知也。先药后饭，较先饭后药为愈。亦安知平旦服之云者，不饭而服之也，较先药后饭为更愈乎。又云："快下后，糜粥自养。"则其未下以前，不能进食可知。实则下后糜粥自养，较先后俱不饭者为尤佳，此其第一义也。

曰"不下者，明日更加半钱"而不言"不下，更作服"，可知"明日"二字，大有深义，即明日平旦之省文。盖平旦之时，胃府在一夜休养之后，机能较为亢盛，故借其天时之利，以与此剧药周旋耳。且一日一服，不似其他汤药之可以多服，盖一以见药有大毒，不宜累进，一以为胃府休养地步，此其第二义也。

强人一钱匕，羸人则改半钱，斤斤较其药量，倍显慎重之意。何者？其义与上述者正同，此其第三义也。

十枣汤以十枣为君，亦安知十枣之功用为何如乎？东人曰：大枣、甘草等药，功用大同而小异，要为治挛急而已。说殊混统不可从。吾友吴君凝轩尝历考经方中大枣之功用，称其能保胃中之津液。今观十枣汤之下咽即起燥痛，则甘遂、大戟、芫花三者吸收水分之力巨可知。入胃之后，虽能逐水驱邪，然克伤津液，在所不免，故投十枣以卫之，方可正邪兼顾。又吴君谓十枣汤之服法，应每日用十枣煎汤，不可十枣分作两服，以弱保正之功，其说颇有见地。况旧说以枣为健脾之品，又曰，脾能为胃行其津液。由此可知枣与胃液实有密切之关系。惟其语隐约，在可解不可解之间，今得吾友之说，乃益彰耳，此其第四义也。

甘遂、芫花、大戟为何作药末以加入，而不与大枣同煎，盖有深意。以余研究所得，凡药之欲其直接入肠胃起作用者，大都用散。薏苡附子败酱散，世人用之而不效，不知其所用者非散，乃药之汤耳。五苓散，世人用之又不效，谓其功不及车前子通草远甚，不知其所用者非散，亦药之汤耳。至于承气亦直接在肠中起作用，所以不用散而用汤者，盖肠胃不能吸收硝黄，用汤无异散也。其他诸方，用散效用汤而不效者甚伙。容当作"经方散药之研究"一文，细推论之。虽然，甘遂等三药为末入胃逐水，有此说在，又何能逐两胁间之积水乎？曰，水饮先既有道以入胁间，今自可循其道，追之使出。事实如此，理论当循事实行也，此其第五义也。

呜呼！仲圣之一方，寥寥二三行字，而其所蕴蓄之精义，竟至不可思议。凡此吾人所殚精竭虑，思议而后得之者，尚不知其是耶非耶？安得起仲圣而问之耶？

二诊：四月六日两进十枣汤，胁下水气减去大半，惟胸中尚觉胀懑，背酸，行步则两胁尚痛，脉沉弦。

水象也。下后，不宜再下，当从温化。

姜半夏五钱　北细辛二钱　干姜三钱　熟附块三钱　炙甘草五钱　菟丝子四钱　杜仲五钱　椒目三钱　防己四钱

姜佐景按：师谓十枣汤每用一剂已足，未可多进。所谓大毒治病，十去其四五是也。又谓甘遂大戟皆性寒之品，故二诊例以温药和之。此方系从诸成方加减而得，不外从温化二字着想。

惟据张君自言，服此方后，不甚适意。觉胁上反胀，背亦不舒，目中若受刺，大便亦闭结。按此或因张君本属热体，而药之温性太过欤？

三诊：四月八日前因腰酸胁痛，用温化法，会天时阳气张发，腰胁虽定，而胸中胀懑，左胁微觉不舒。但脉之沉弦者渐转浮弦。病根渐除，惟大便颇艰，兼之热犯脑部，目脉为赤。

当于胸胁着想，用大柴胡汤加厚朴芒硝。

软柴胡三钱　淡黄芩三钱　制半夏三钱　生川军三钱（后下）　枳实三钱　厚朴二钱　芒硝钱半（冲）

姜佐景按：张君言：服药后，夜间畅下四五次，次日觉胁背均松，胸中转适，精神爽利。诸恙霍然。观此方，知师转笔之处，锐利无比。前后不过三剂，药费不过三元，而竟能治愈半载宿恙之肋膜炎病。呜呼，其亦神矣！

曹颖甫曰：凡胸胁之病多系柴胡证，伤寒太阳篇中累出，盖胸中属上焦，胁下则由中焦而达下焦，为下焦水道所从出，故胁下水道淤塞即病悬饮内痛，而为十枣汤证。胸中水痰阻滞，上湿而下燥不和，则为大陷胸汤证。若胸中但有微薄水气，则宜小柴胡汤以汗之。胁下水气既除，转生燥

热，则宜大柴胡汤以下之，可以观其通矣。

第八三案　悬饮其二　曹颖甫师亲撰

十枣汤

曹颖甫师曰：宋子载之妻年已望五，素病胸膈胀痛，或五六日不得大解，夜睡初醒，则咽燥舌干。医家或以为浮火，或指为肝气，花粉、连翘、玉竹、麦冬、山栀之属，多至三十余剂；沉香、青皮、木香、白芍之属，亦不下十余方。二年以来，迄无小效。去年四月，延余诊治。余诊其脉双弦。

曰：此痰饮也。因用细辛干姜等，以副仲师温药和之之义。宋见方甚为迟疑。曰：前医用清润之品，尚不免咽中干燥，况于温药？余曰：服此当反不渴。宋口应而心疑之。其妻毅然购药，一剂而渴止。惟胸膈胀痛如故。

余因《金匮》悬饮内痛者用十枣汤下之，遂书：

制甘遂一钱　大戟一钱　炙芫花一钱

用十枣浓煎为汤，去滓令服，如《金匮》法，并开明每服一钱。医家郑仰山与之同居，见方力阻，不听，令减半服之，不下，明日延余复诊。知其未下，因令再进一钱，日晡始下。胸膈稍宽，然大便干燥，蓄痰未下。因令加芒硝三钱，使于明早如法服之。三日后，复延余复诊，知其下甚畅，粪中多痰涎。遂令暂行停药，日饮糜粥以养之。此时病者眠食安适，步履轻捷，不复如从前之蹒跚矣。

后一月，宋又延余诊治，且曰：大便常五六日不行，头面、手足、乳房俱肿。

余曰：痰浊既行，空隙之处，卫气不充，而水饮聚之。《金匮》原有发汗利小便之法以通阳气。今因其上膈壅阻特甚，且两乳胀痛，不得更用缓攻之剂，方用：

制甘遂一钱　大戟末一钱　王不留行二钱　生大黄三钱　芒硝三钱

一泻而胀痛俱止。宋因询善后之法，余因书：

苍术一两　白术一两　炙甘草五钱　生麻黄一钱　杏仁三钱

令煎汤代茶，汗及小便俱畅。即去麻杏，一剂之后，永不复发云。

余（曹颖甫）按：十枣汤一方，医家多畏其猛峻，然余用之屡效，今存此案，非惟表经方之功，亦以启世俗之蔽也。

姜佐景按：此吾师十年前之治案也。是时，余有志于医，顾未尝学焉。师另有本汤验案多则，悉详《金匮发微》。然则人犹是也，病犹是也，方犹是也，效亦犹是也。所谓“古人不见今时月，今月曾经照古人”，其间同具妙理。若曰“古方不可治今病”，犹曰“古月不可照今人”，得毋痴不可及？

南宗景先生曰：舍妹曾患胀病，初起之时，面目两足皆微肿，继则腹大如鼓，漉漉有声，渴喜热饮，小溲不利，呼吸迫促，夜不成寐。

愚本《内经》“开鬼门”（“玄府”也，亦即汗腺）、“洁净府”（膀胱也）之旨，投以麻附细辛合胃苓散加减。服后，虽得微汗，而未见何效。妹倩金君笃信西医，似以西医治法胜于中医，于是就诊于某医院，断为肾脏炎症，与以他药及朴硝等下剂。便泻数次，腹胀依然。盖以朴硝仅能下积，不能下水也。翌日，忽头痛如劈，号泣之声达于四邻，呕出痰水，则痛稍缓。

愚曰，此乃水毒上攻之头痛，即西医所谓自家中毒。仲景书中曾载此症（见赵刻本《伤寒论》第一百六十条），非十枣汤不为功。乘此体力未衰之时，可以一下而愈，迟则不耐重剂也。乃拟方用甘遂三分（此药须煨透，服后始不致作呕，否则吐泻并作，颇足惊人，曾经屡次试验而知）。大戟、芫花（炒）各钱半，因体质素不壮盛，改用枣膏和丸欲其缓下。并令侍役先煮红米粥，以备不时之需。服药后四五小时，腹中雷鸣，连泻粪水十余次，腹皮弛缓，头痛亦除。惟神昏似厥，呼之不应。其家人咸谓用药过猛。愚曰：勿惊。《尚书》所云“若药不瞑眩，厥疾勿瘳”，此之谓也。如虑其体力不支，可进已冷之红米粥一杯，以养胃气而止便泻。如言啜下，果即泻止神清。次日腹中仍微有水气。

因复投十枣丸钱半，下其余水，亦去疾务尽之意。嗣以六君子汤补助脾元，且方内白术一味能恢复其吸收机能。故调理旬日，即获全愈。（录《中医内科全书》）。此亦古方治今病之一好例也。

第八四案　奔豚其一　曹颖甫师医案

吴茱萸汤、理中汤　桂枝加桂汤

刘右

初诊：九月十六日始病，中脘痛而吐水。自今年六月，每日晨泄，有时气从少腹上冲，似有瘕块，气还则绝然不觉。

此但肝郁不调，则中气凝滞耳。治宜吴茱萸汤合理中。

淡吴萸四钱　生潞党五钱　干姜三钱　炙草三钱　生白术五钱　生姜三片　红枣十二枚

二诊：九月十八日两服吴茱萸合理中汤，酸味减而冲气亦低，且晨泄已全愈。惟每值黄昏，吐清水一二口，气从少腹挟痞上冲者，或见或否。

治宜从欲作奔豚例，用桂枝加桂汤，更纳半夏以去水。

川桂枝三钱　白芍三钱　生草钱半　桂心钱半　制半夏五钱　生姜五片　红枣七枚

曹颖甫/拙巢注：服后全愈。

曹佐景按：本案初诊所谓吐水，二诊所谓吐清水，颇可疑，或即是“白津”，其说详下案。

第八五案　奔豚其二　姜佐景医案

桂枝加桂汤　厚朴生姜甘草半夏人参汤加桂

周右住浦东

初诊：气从少腹上冲心，一日四五度发，发则白津出。盖周右每当寒气上冲之时，口中津液即泉涌而出，欲止之不得，其色透明而白。待冲气下降，此种白津方止。其来也不知何自，其止也不知何往。细按其脉，颇见弦紧之象。

此作奔豚论。

肉桂心一钱　川桂枝三钱　大白芍三钱　炙甘草二钱　生姜三片　大红枣八枚

姜佐景按：本案为余在广益中医院所诊得者，余视此颇感兴趣，若自珍其敝帚者然，请从“白津”说起。

《金匮要略》曰：“寒疝绕脐痛，苦发则白津出，手足厥冷，其脉沉弦，大乌头煎主之。”本条中“苦发”二字，《千金》、《外台》作“若发”，此不足论。“白津”二字，《千金》、《外台》作“白汗”，“白汗”二字在仲圣书中为少见，或以为即《素问》之“魄汗”，或以为即《脉经》之“白汗”，似未得为的解。若仍作“白津”，亦未能确指为何物。若释“白津”为“白带”，尤误。因“带”则称“下”而不称“出”，称“白物”而不称“白津”故也。

独本案病者周右告我以一病状，我无成句以形容之，欲得而形容之，除非“发则白津出”五字，庶足以当之。盖周右每当寒气上冲之时，口中津液即泉涌而出，欲止之不得，其色透明而白。待冲气下降，此种白津方止。其来也不知何自，其止也不知何往。但决非痰浊之属，盖痰浊出于肺胃，此则出于口中；痰浊较浓而厚，此则较淡而清；痰浊之吐出须费气力，此则自然流溢，故二者绝然为二物。夫奔豚为寒性病，既有出白津之例，则寒疝亦为同类之寒性病，其出白津复何疑？师兄吴凝轩谓尝亲见冻毙之人将死之时，口出白津无算，汩汩而来，绝非出于其人之自主，与此正可互相印证，事实之不可诬有如是者！

叶案曰："高年少腹气冲，脘下心肋时痛，舌底流涎，得甜味，或静卧，少瘥，知饥不食，大小便日窒。此皆阴液内枯，阳气结闭。喻西昌有滋液救焚之议。然衰老关格病，苟延岁月而已，医药仅堪图幸。"药用"大麻仁、柏子仁、枸杞子、肉苁蓉、紫石英、炒牛膝"。细按本病实是奔豚，所谓"舌底流涎"，即是"白津"。其用药虽非正道，而足以互证病情者乃至审也。

按依西医解剖学言，唾腺亦名涎腺，涎腺计有三对，曰耳下腺，曰颚下腺，曰舌下腺，其末端各有球囊如葡萄状。耳下腺为最大，在外耳之直下，别有管开口于上颚臼齿之近旁，以输送唾液；颚下腺在下颚之内前部，舌下腺在舌底黏膜之下，其输送管皆开口于舌尖下部之两侧。若唾腺神经起反射兴奋，以致唾液分泌亢盛者，谓之反射性流涎症云云。窃意奔豚病者心腹部分之神经剧受刺激，因反射及于唾腺神经，故分泌唾液特多。此唾液也，实即本案所谓白津。

二诊：投桂枝加桂汤后，气上冲减为日二三度发，白津之出亦渐稀。下得矢气。

此为邪之去路，佳。

肉桂心一钱半　川桂枝三钱　大白芍三钱　炙甘草三钱　生姜三片　红枣十枚　厚朴钱半　半夏三钱

姜佐景按：初诊时有为我录方之同学曰：此肝气也。余曰：肝气之名太泛，毋宁遵经旨称为奔豚，同学疑焉。次日病者欣相告，曰：冲气减矣，胃纳亦增。同学愕然焉。余又琐琐重问白津之状及关于白津之一切，所言悉合，无可疑焉。又曾细按其脉，颇见弦紧之象，与仲圣所言寒疝之脉相似，益见疝与奔豚，确属类似之病。

服桂枝加桂汤而得矢气者，因桂性芳香兼能逐秽故也。然而逐秽气之专功，却不及厚朴，此为余屡次实验而得之者。又以半夏善降，故并用之。

三诊：气上冲，白津出，悉渐除。

盖矢气得畅行故也。今图其本，宜厚朴生姜甘草半夏人参汤加桂。

厚朴三钱　生姜四钱　半夏四钱　甘草三钱　党参三钱　桂心一钱　桂枝二钱

姜佐景按：余每遇可研究之病，恒喜病者多来受诊几次，俾可详志服药后之经过。但以用经方之故，病者向愈至速，每一二诊后，即不复来。予乃无从详讯，每致大失所望。本案当初诊时，妇鉴于前此就地医治之无效，频频问："先生，这个毛病阿会好?"意犹言"未知尚有愈望否"也。予期以十日，妇笑颔之。至二诊来时，予鉴于前此查询病情之无从，当即详询妇之沪寓住址。第三诊后，妇果不复来。又越数日，余乃按址趋至城内肇嘉路关帝庙对过木器号内其戚家访之。得其外甥女出见，曰：家舅母因病已将全愈，又以家务纷繁，早欣然回浦东去矣。以余意默忖，此妇病根必然未拔，不久行当重发。夫当其病剧之时，则以身体为重，家事为轻；及其病减之后，又以家事为重，身体为轻；此乃人之常情，安足怪欤?

有善怀疑之读者必将问佐景曰：何谓"今图其本"？为答此问题起见，余乃不能不发表其未成熟之说。缘余于奔豚一病曾下小小研究工夫，只以学殖过浅，资质过钝，迄无一得。即稍稍获新意，亦殊不敢自信，故曰未成熟之说也。倘邀高明教正，幸也何如。

余曰：奔豚病之本源乃肠中之矢气，即肠胃中残余未曾消化之物，因发酵分解所生之瓦斯是也。厚朴生姜甘草半夏人参汤治此最佳。方中人参、生姜、半夏能健胃降逆，使立建瓴之势；厚朴甘草能逐秽安正，大有剿抚之功。病者服此后，其矢气将更多，源源而出，臭不可闻。俗语谓"屁之响者不臭，臭者不响"，故此种矢气并无多大响声，旁人当慎防之。

矢气既去，腹之胀满者乃渐平。本案周右腹本胀满，两服药后，遂渐平，今特补述于此。病人之腹渐平，奔豚乃免复发，所谓图其本者此也。

我今当补述周妇气上冲之情形。据述其气确发源于小腹，惟并非仅中道一线直上，仿佛腹之两旁皆有小线向上中方向升腾，直冲至心脏部分而杳。方其冲也，颇觉难堪；及其杳也，不知何去。而白津之忽涌忽止，又皆出于不能自主。如是前后数分钟，方复原状。然而神为之疲，食为之减。

吾人当注意此妇之逆气冲至心而杳一语，与经文"气从少腹上冲心者""气从少腹上至心"二语，悉合符节。经文之"至"字，有以心为止境，至此而止之意。经文之"冲"字，有以心为正鹄，冲此即中之义。经文冲心至心大同小异之二条，悉主桂枝加桂汤，故我治本案冲心至心之奔豚，亦用桂枝加桂汤。

此妇服药得矢气后，则上冲之气顿减，可见冲心之逆气无非肠中之矢气，肠中之矢气即是冲心之逆气。意者肠中发酵之瓦斯既不能泄于下，势必膨于中，故腹胀满。而腹之胀满程度又殊有限制，故此时瓦斯乃随时有上溢之可能。适肠系于肠间膜，膜中有无数静脉管吸液上行，平时因血管有关约之作用，瓦斯不能溢入血管。适其人暴受惊恐，关约失其效能（吾人手方握物，受惊则物堕地。书载难产之妇，因骤闻响器掷地，胎儿安下。是皆关约筋因惊失效之明证），于是瓦斯乘机溢入血管。此溢入之量必甚微渺，然其害已烈。观西医之注射液剂，必避免空气之随入，慎之又慎，可见一斑。设瓦斯溢入静脉管，病人之感痛楚尚不甚剧，因瓦斯与静脉血液同向上行故也。设其所溢入者为动脉管，则二者逆向而行，痛楚斯甚。以我臆测，此种瓦斯甚且逆大动脉而上薄心脏，但心脏瓣膜开合喷压之力殊强，故瓦斯终为击溃，或下退原处而杳。药以桂枝加桂汤者，因桂枝能助动脉血运畅行之故，更加桂心以为君，则其喷压之力更强，而瓦斯乃不能上溢，但能下返（我前释桂枝汤中桂枝之用与此处相合，尚不致有两歧之误）。如此解释，似觉圆满。但依生理书言，肠中毒素每能侵入血管，至肠中之瓦斯殊不能溢入血管之中。然今日之生理尚不足以尽释实际之病理，观肋膜炎病者进十枣汤后，其肋膜间之水竟从肛门而出，即是一例。故我敢依此种病例作奔豚病理之“假说”如上。“假说”云者，即假定之学说，并非绝对之真理，姑留此说，以待他人之改正谬误或补充证明者也。故阅者有以吾说为非是起而驳难者，我当谨敬受教。但望另著新说，以餍众望，若夫徒事破坏，莫能建设者，则非吾所期也。

依鄙意，病者肠中先有瓦斯之蕴积，偶受惊恐，则关约失效，致瓦斯溢入血管之中。故仲圣曰“皆从惊发得之。”“发”，犹言“始”也，此言大有深意。仲圣又曰：“烧针令其汗，针处被寒，核起而赤者，必发奔豚。”试问烧针令汗，何故多发奔豚？历来注家少有善解。不知仲圣早经自作注释，曰“加温针，必惊也”，曰“医以火迫劫之，亡阳必惊狂”，曰“奔豚，……皆从惊发得之”。合而观之，则烧针所以发奔豚之理宁非至明？故以经解经，反胜赘说多多。惟其人肠中本有宿气，待时而动，此乃可断言者也。

虽然，余之假说尚不止于此，设阅者能稍耐烦，容当续陈其义。余曰：此上所述之奔豚病为第一种奔豚，更有第二种奔豚与此稍异，即奔豚汤所主之奔豚病是也。

此二种奔豚乃同源而异流者。同源者何？盖同种因于腹中之瓦斯是也。异流者何？盖一则逆大动脉而犯心脏，一则溢入淋巴管，逆胸导管亦犯心脏，甚且犯胸与咽喉。师曰：“奔豚病，从少腹起上冲咽喉，发作欲死。”又曰：“奔豚气上冲胸，腹痛，往来寒热，奔豚汤主之。”即是此一种犯淋巴系之奔豚。

试更详为之证，胸导管之上端适当胸部，其位高于心脏，故曰“上冲胸”，而不仅曰“上至心”，此可证者一也；咽中如有炙脔者，属半夏厚朴汤证，其病在咽喉部分之淋巴系，属少阳，与此处所谓上冲咽喉极相类，此可证者二也；淋巴系病即中医所谓少阳病。少阳病以“寒热往来”为主证，故曰“往来寒热，奔豚汤主之”，此可证者三也；试察奔豚汤方内有半芩姜草，酷如少阳之主方小柴胡汤，此可证者四也；吾师曾用奔豚汤原方治愈此种奔豚病，其案情详《金匮发微》。读者欲知其详，请自检之，此可证者五也。有此五证，此第二种奔豚病乃告成立。

是故姑以六经言，二种奔豚病同生于太阴，一则发于太阳，一则发于少阳；以生理言，二种奔豚病同生于肠中瓦斯，一则发于循环系，一则发于淋巴系。考之实例，发于循环系者多，发于淋巴系者少，故桂枝加桂汤之用常较奔豚汤为广。东哲有言曰："奔豚主剂虽多，特加桂汤为最可也。"即缘此故耳。至奔豚病之剧者，其逆气同犯循环、淋巴二系，亦属可能之事，故用方亦不妨并合。

笔述至此，奔豚病似可告一段落，倘有读者更欲追问肠中瓦斯之所由来，太阴病之所由成，我又安得无言？曰，以生理言，肠中瓦斯之成，实由于胃乏消化力，即西医所谓消化不良症是也。故欲治肠，当先健胃。犹欲求流之长，必先浚其源。虽然，是乃粗浅之言，不值一笑，今当进一步从心理方面言，曰，肠胃机能之所以不良者，乃忧思伤感有以造成之耳。试观吾人偶逢忧伤，则食不下，即下亦不能化，可作明证。故中医谓忧能伤脾，又谓脾主运化，犹言忧令人消化不良也。本此，用敢不揣冒昧。续伸仲圣之说曰："奔豚病，皆从惊恐发之，而从忧伤积之。"盖发于骤，而积于渐也。

读者试将前案吾师治验例及本案拙案例合而考之，可知吾所言者，皆实验之论，非玄想之谈。又吾师之案与拙案较，在治法上言，有一不同之点在。读者明眼，谅早已烛之。如其未也，不妨略予思考，得之，然后接阅下文，与吾所言者对勘。此乃治学之一法，添趣之一术也。

吾师前案先用吴茱萸合理中汤，继用桂枝加桂汤纳半夏；拙案则由桂枝加桂汤渐移作厚朴生姜甘草半夏人参汤加桂，一往一来，彼顺此逆。易言之，吾师先治其本，后图其标，余则先治其标，后图其本，与上卷葛根芩连汤证，师用退一步法，余用进一步法者，遥遥对映，正可相得益彰。学者当知一病之来，每非一方可奏全功，见其实则进，虑其虚则退；惟其急则顾标，因其缓则保本。必也进退合度，标本无误，病乃速已。抑进退之外，尚有旁敲侧击之法，标本之间，更有中气逆从之调。一隅三反，又岂待焦唇之喋喋乎？

《史记·扁鹊仓公列传》曰："扁鹊过齐，齐桓侯客之。入朝，见曰：君有疾，在腠理，不治将深。桓侯曰：寡人无疾。扁鹊出。桓侯谓左右曰：医之好利也，欲以不疾者为功。后五日，扁鹊复见，曰：君有疾，在血脉，不治恐深。桓侯曰：寡人无疾。扁鹊出，桓侯不悦。后五日，扁鹊复见，曰：君有疾，在肠胃间，不治将深，桓侯不应。扁鹊出，桓侯不悦。后五日，扁鹊复见，望见桓侯而退走。桓侯使人问其故，扁鹊曰：疾之居腠理也，汤熨之所及也；在血脉，针石之所及也；其在肠胃，酒醪之所及也；其在骨髓，虽司命无奈之何。今在骨髓，臣是以无请也。后五日，桓侯体病，使人召扁鹊，扁鹊已逃去，桓侯遂死。"吾人读此，得毋惊扁鹊之神乎？独恽铁樵先生本《内经》以为说，曰："扁鹊所以知齐侯之病，初无其他巧妙，全是今《内经》所有者。……且扁鹊必有左证，凡治一艺而名家者，其心思必灵活。当时之气候，齐国之土宜，齐侯之嗜好之意志之环境，必曾一一注意。常人用意不能如此，扁鹊之言遂神。"恽先生此言，可谓发前人所未发，实深得吾心者矣。后世医人多自视过卑，以为古人能治未病，每油然生景仰之心，今人不及古人，辄废然无抗衡之志，窃意以为过矣！

今设有一病妇，叩君之门而求诊焉。君一见之下，即当望闻。见其愁眉紧锁，闻其叹声频发，可以想知其心志之抑郁；见其腹部胀满，闻其呕逆时作，可以想见其肠胃之不运；见其叉手冒心，闻其自语慰藉，可以想知其惊恐之易乘；更察其苔，白而腻，切其脉，沉而弦。问之，幸未有逆气之上冲。但君于此时，当逆料奔豚上冲之期匪遥，发作欲死之候将届。君乃出慰藉之言，以宽其心志。用芳香之药，以鼓其胃气。遣逐秽之剂，以扫其肠积。借安神之品，以扶其心君。无何，妇转健硕，安病奔豚？夫若是，君已能治未病，君即是上工。彼扁鹊虽神，安得专美于前哉？学者当知古之上工，人也，吾亦人也，吾独不得为上工乎！用特添一笔于此，以自勉勉人。

兹姑舍吾国古人而论欧美洋人。洋风，女不必轻于男，周旋进退之际，女先而男后；运动游艺之场，并肩而齐观。加以家庭之组织綦小，妯娌之纷争绝无。故吾国妇女常病奔豚，彼邦医籍乃无此名。至国人西医每仅述洋医之成法，无能创新术以鸣世，故若叩以奔豚之病理，彼将瞠目不知所答。嗟乎！以言西医，我不如人，以言中医，今不如古，此今日同胞之厄运，而佐景之所叹息者也，用特赘一笔于此，以为本案余波。

曹颖甫曰：治病不经实地考验，往往失之悬断。孟子有言：为高必自邱陵，为下必因川泽。今佐景乃因仲师所言之病情，进而求其所以然，则见证用药，随在有得心应手之妙，要不惟奔豚为然也。

又按：奔豚向称肾积，而方治实为肝病。陈修园谓奔豚汤畅肝气而逐客邪，黄坤载发明桂枝解达肝郁，佐景所述某同学所言肝气亦自有理。但以奔豚证属肝病则可，泛称肝病，并不知为奔豚证则不可。今人动称弦脉为肝病，并疟疾痰饮而不识，予尝非笑之，又安知举世皆然，正有无从纠正者哉？

第八六案　历节其一　曹颖甫师医案

桂枝芍药知母汤

耿右

初诊：八月二十七日。一身肢节疼痛，脚痛，足胫冷，日晡所发热，脉沉而滑。

此为历节，宜桂枝芍药知母汤。瘰疬，从缓治。

川桂枝五钱　赤白芍各三钱　生甘草三钱　生麻黄三钱　熟附块五钱　生白术五钱　肥知母五钱　青防风五钱　生姜一块（打）

二诊：九月一日。服桂枝芍药知母汤，腰痛略减，日晡所热度较低，惟手足酸痛如故。

仍宜前法。

川桂枝五钱　赤白芍各五钱　生甘草三钱　净麻黄四钱　苍白术各五钱　肥知母五钱　青防风四钱　生姜一块（打）　咸附子三钱（生用勿泡）

姜佐景按：我见历节案，乃联想及一笑话焉。有贫夫妇二人，伉俪甚笃，夫病历节，呻吟未已，妇随夫唱，亦病历节。既病，不能外出营生。语谓坐吃山空，夫妇积欠房金重重，安得医药之资。一日闻师常施诊贫病，二人跬步伛偻，然求诊。

师同饮以桂枝芍药知母汤，先后二诊五剂，收效颇捷。后此夫妇之二房东来告曰："二人病已大减，能行动矣，更不料其乘夜但携什物，不问房金走也。"呵呵。

吾师又曾治一戴姓妇人，病情离奇曲折，蔚为大观。先，妇人妊娠八月，为其夫病求医，抱夫乘车，胎儿竟为夫身压毙，遂作腹痛。一医药而堕之，腐矣。妇本属血虚体质，死胎既下，因贫不能善后，即病历节。手足拘挛，节骱剧痛，旦日较缓。拖延二年，方求师诊。师用一方，二剂不应。二诊改用某药，汗乃大出。两剂，肢节便可诎信，足肿亦小，独手发出大泡，有浓有水，将成溃烂。乃采丁甘仁先贤法，用某某等药，清其血热，二剂而痂成，四剂而痂脱。遂与未病时无异。以为可无恙矣，妇忽阴痒难忍，盖湿毒未尽，而下注也。师因令其用某药煎汤薰洗，良瘥。未几，入市购物，卒然晕倒，诸恙退而血虚之真象见。师乃用某某诸药大剂，凡二十余日全愈，后竟抱子云云。读者试猜想，吾师究用何方何药，谅多兴趣。欲求两相对勘，请阅《金匮发微》。

曹颖甫曰：肢节疼痛，病名历节。此证起于风邪外感，汗出不畅，久久湿流关节，脉迟而滑，属寒湿。其微者用桂枝芍药知母汤，其剧者宜乌头汤。尝治一吴姓男病，予用净麻黄三钱，生白芍三钱，生绵芪三钱，炙甘草三钱，乌头二枚切片，用蜜糖一碗另煎，煎至半碗，盖悉本《金匮》法也。

第八七案　历节其二　姜佐景医案

桂枝芍药知母汤

张先生，住静安寺路润康村一六八号。

天时与疾病有密切之关系，尤以宿恙为然。刻诊脉苔均和，惟右腿按之尚觉微痛。

再拟桂枝芍药知母汤主之。

川桂枝三钱　净麻黄一钱　青防风一钱　大白芍三钱（酒炒）　生白术三钱　熟附片一钱　知母二钱　生甘草二钱　生姜一片

姜佐景按：张聿修先生病右腿膝盖关节处酸楚，不堪长日行走，曾历三四年矣，屡治未愈。今年请治于西医，服药注射达五月之久，亦未见功。而心悸、头眩、纳呆、便结、遗精、溲混，诸恙迭作。不得已问治及下工。以情不可却勉治之。

余先用芳香之剂开其胃纳，缓下之剂（制川军不可省）通其大便，继用炙甘草汤安其心脏，仿十全大补意补其脑力，又以桂枝加龙骨牡蛎止其遗精，五苓散利其小便，如是诸恙愈而神振矣。

乃以桂枝芍药知母汤治其腿部酸楚，我以为是即历节之类也。投之，酸楚果减，有时且觉全除。张君喜不自胜，不知何以谢吾。

适时值节气届临，天雨潮湿，张君之患处又觉微发，故本案脉案中“天时与疾病有密切之关系”云者，即指此而言也。余初与张君言此，君似不信，因有西医之言为先入之见故也。后注意考察，果于天雨之先一日即发微微酸楚，而旧历大节气之前后尤显，张君乃信服。夫宿恙与天时关系之密切，乃铁一般之事实，诚以天时变则空气之组织成分亦变，人生空气之中，无异鱼居水中，息息相关，无时或休故也。此义至关重要，特借本案表之。

张君之宿恙虽随天时之转变时愈时微发，但我则秉不折不挠之精神，为君立方，君亦出再接再厉之毅力，依我服药。现方日向全愈程中，总冀人定以胜天也！

第八八案　发背脑疽　曹颖甫颖师亲撰

阳和汤

曹颖甫师曰：人体外证之属寒者，除流注外，发背脑疽最为重大。惟世传阳和汤一方，与仲师当发其痈之旨最合，若误投寒凉败毒之品，十不活一。所以然者，为血络凝于寒湿，非疔毒流火之属于阳证者比也。

附阳和汤方如下：

麻黄三钱（去根节）　炮姜三钱　熟地黄一两　鹿角胶三钱　肉桂一钱（寒重加附子）

姜佐景按：友人周慕莲君患脑疽，初起，察其属阴性，大便五日未行。法当与阳和汤，顾大便五日未行，疑其有热结，为之踌躇者再。谁知服汤后，次早项背转动便易，大便畅下，乃悟其大便之闭，亦属寒性故也。其外用膏药，为阳和膏。

又有友人周焕根君患脑疽，发于项后偏右，皮色不变而结块，脉微细，大便亦不行。采邻居之言，购番泻叶值铜元十枚服之，大下而自止，疽反日剧。予仍以阳和汤投之，二日不应。易医，又投阳和汤加减，二日，又不应。易名医，投和荣通络轻剂，不更衣，则无暇问也。如是二日，疽依然，而大便之不行也如故。无已，予乃嘱用甘油锭以润之，因用之不得法，无效。次日详告以术，乃下燥矢四五颗，随以溏薄矢液，自是得安寐竟日。醒来知饥索粥，精神大振。便下皆溏者，湿既有去处，疽乃以渐告愈。事后，余乃悟此为先鞕后溏症，原不可攻，其所以有燥矢结于肠中者，必是番泻叶之流弊，盖大下亡阴，液去而矢在，故结而致燥也。病家之药误，医者可不留意哉？

叶劲秋先生曰：“民九秋，随业师诊海上某翁疾，翁病发热神糊，师诊视良久，莫名其故。细细问之，该病家微吐，曾病发背，经某德医诊，将瘥，再毋顾虑矣。师请探视，病家坚勿许，其意若谓西医善外科，中医优内科。发背初时，溃如碗许，逐渐收口，仅如豆大，即日可全。今所病者，发热神昏系内证，故求中医。师曰：不观疮疡部分，不足以明病理。旋即解扣探视之，新肉色黯淡不红，臭味深重。师曰：邪毒攻心，予无能为矣。敬谢不敏。病者果于翌晨殁。”然则内科、外科可分而不可分者也，世之执迷不悟如某翁家人者，可以醒矣！

又闻有人患发背，受治于西医，痈化为腐肉，则剪而去之，孰意其外围之好肉又腐，又腐又剪，又剪又腐，竟至不可收拾。后转请某中医外科专家救治，用胡椒粉散其上，兼内服药，乃腐去新生，渐得收功云。以事未目睹，当待证于高明。

脑疽发背亦有皮色鲜红，化脓甚速，由于湿热蕴蒸，未必尽属寒证者，惟居少数耳，亦不可不知。

曹颖甫曰：阳和汤一方，不惟脑疽发背为宜，即膝盖忽然酸疼，为鹤膝风初步，用之亦多效。若华母于去冬今春两次患此，临睡时服药，醒即不痛。施之骨槽风病，亦能一服定痛，真神方也。

第八九案　汗后致虚　曹颖甫师医案

师母案缺

生半夏三钱　炙草五钱　当归三钱　陈皮三钱　白术三钱　生黄芪三钱　熟附块五钱　党参四钱　熟地二两　干姜三钱　川芎三钱　炙乳没各三钱　生米仁一两

姜佐景按：师母体素瘦削，而微有痰饮之疾。数日前，偶感风寒，恶寒，头痛，发热。师疏表剂予之，稍瘥而未了了。再予之，如是者屡。余曾检得其一方，为桂枝三钱、白芍三钱、生草二钱、浮萍三钱、姜三片，盖桂枝汤去大枣加浮萍也。服后，汗出甚多，微恶寒，神疲心痛，叉手自冒，徐按稍瘥，筋肉不舒，有如针刺，皮肤干燥，血脉色转褐，心时悸，头时眩，坐立不稳，但觉摇摇然，脉细小而弱。

师母固知医者，因谓师曰：我今虚，法当补。互商之下，乃得上方。师母且曰：倘熟附而不效者，我明日当易生附也。其时方暮，心痛甚剧，筋肉牵制亦良苦。进初煎，旋得安睡。夜半醒来，痛随大减。次早进次煎，精神大振。皮色较润，而行动渐渐如常矣。

事后，余推测本案之病理药效，其有可得而言者，师母似系血液衰少、痰浊凝据之体，虽有表证，本不宜发汗过多。论曰："脉浮紧者，法当身疼痛，宜以汗解之。假令尺中迟者，不可发汗。何以知然，以荣气不足，血少故也。"可以见之。况桂枝汤去大枣加浮萍，其发汗之力较桂枝原汤为尤猛。因大枣本为保存津液者，今反易以伤津液之浮萍故也。以不宜发汗之人，令大发其汗，自有变证。大论曰："发汗过多，其人叉手自冒心，心下悸，欲得按者，桂枝甘草汤主之。"此盖为无痰饮者言之耳。又曰："太阳病，发汗，汗出不解，其人仍发热，心下悸，头眩，身瞤动，振振欲擗地者，真武汤主之。"此盖为有痰饮者言之。又曰："发汗，病不解，反恶寒者，虚故也，芍药甘草附子汤主之。"此盖为虚者言之。今师母所服之方，虽非桂枝甘草汤，亦非真武汤，又非芍药甘草附子汤，然相去匪远，而周详或且过之，故能效也。由是观之，仲圣教人用麻桂以表邪，固又教人有不宜用麻桂之证，而又教人误用后补救之法。其意也善，其法也备，观本案而益信。读《伤寒论》者，又安可执其一而舍其二哉？

曹颖甫曰：虚人发汗，是谓重虚。重虚之人，必生里寒。血不养筋，故筋脉牵制。血不充于脉道，故微细。不补气血则筋脉不调，不温水脏则表阳不达。又因其有水气也，加干姜、半夏。因其体痛也，加乳香、没药；因其心悸也，重用炙甘草。因其夹湿也，而加生苡仁。大要随证酌加，初无成方之可据。而初意却在并用术附，使水气得行于皮中。盖救逆之方治，原必视病体为进退也。

第九〇案　太阳转阳明其一　曹颖甫师医案

桂枝汤　大承气汤

姚左

发热，头痛，有汗，恶风，脉浮缓，

名曰中风，桂枝汤加浮萍主之。

川桂枝三钱　生白芍三钱　生草钱半　浮萍三钱　生姜三片　大枣三枚

服药后进热粥一碗，汗出后，诸恙可愈。

汗出热不除，服后方，热除不必服。

生川军三钱　枳实三钱　厚朴钱半　芒硝二钱（冲）　生甘草钱半

姜佐景按：上列二方乃师初诊时一次疏予者也。他医似无此例，然师则常为之。师曰："我今日疏二方，病者明日可以省往返之劳，节诊金之费，不亦善哉？"虽然，苟我师无先见之明，能预知明日之变证者，其亦安肯若是耶？

浮萍为我师暑天常用之药，多加于桂枝汤中。师每赞其功于徒辈之前。

病者姚君持方去后，竟不敢服。质疑于恽铁樵先生之门人某君。某君曰：先解其表，后攻其里，是乃仲圣之大法也，安用疑？为卒从其言。服后汗出，果如方案所记，诸恙悉愈。不意半日许，复热，病者固不知此热却非彼热，姑壮胆服后方，竟便行而热除。三日，悉如常人。惊吾师之神，踵门道谢，曰：仆行囊已备，即将出门经商去矣。

余问曰：桂枝汤之后，有宜继以承气者，有无须继以承气者，其间岂无辨认之点耶？师曰：病者初诊，吾见其苔作黄色而且厚，吾以是用承气也。余曰：诺，举一反三，又岂惟苔黄厚而已？则凡便之不畅或不行者，口渴者，阙上痛者，或素体热盛者，莫非皆承气之预见证乎？予自是亦能效吾师之法，一诊而疏二方矣。

以余临床实验所得，凡服桂枝汤后，桂枝证除而转为阳明轻证，又服承气而病愈不传者，甚多。状此事实，则“一日太阳，二日阳明”八字恰甚相切。虽然，此仅就太阳病服药者言，若不服药，恐又非如是矣。余固不谓《内经》之一日至六日相传一说，尽合于事实者也。

曹颖甫曰：予治伤寒学，早于仲师大论中证明七日为一候，一候为一经，二候为再经，六经传遍当在四十二日。然亦有不作再经者，由其肠胃中本不燥实也。若太阳之病初起，阳明先见燥实，则先解其表，后攻其里，即为正治。予昔治赵庭槐之妻，常以一方笺书二方，治愈者不止一二次。又尝治缪桂堂，亦用二方并书一笺，缪不识字，误以二方之药并煎，汗出便通而愈。或告余曰：此所谓盲人骑瞎马也。予为之大笑不止。

第九一案　太阳转阳明其二　曹颖甫师医案

桂枝汤　麻仁丸

徐柏生

初诊：微觉恶寒，头痛，腰脚酸，左脉甚平，右脉独见浮缓，饮暖水，微有汗，而表热不去。

此风邪留于肌腠也。宜桂枝汤加浮萍。

川桂枝三钱　生白芍三钱　生草一钱　浮萍三钱　生姜三片　枣七枚

二诊：汗出身凉，大便不行。

宜麻仁丸。

脾约麻仁丸三钱

芒硝泡汤送下。

曹颖甫/拙巢注：药后大便行，愈矣。

第九二案　太阳转阳明其三　曹颖甫颖师医案

麻黄汤　大承气汤

俞哲生

初诊：微觉恶寒，头痛，发热，脉浮小紧。

宜麻黄汤。

净麻黄三钱　桂枝三钱　生草一钱　光杏仁三钱

二诊：汗出，热除，头痛恶寒止，惟大便三日不行，胸闷恶热，脉浮大。

宜承气汤，所谓先解其表后攻其里也。

生川军三钱（后入）　枳实四钱　川朴二钱　芒硝二钱（冲）

曹颖甫/拙巢注：服药后，下四次，病全愈。

第九三案　太阳转阳明其四　曹颖甫师医案

王左

初诊：二十四年三月五日起病于浴后当风，恶寒而咳，一身尽痛，当背尤甚，脉弦。

法当先解其表。得汗后，再行攻里。大便七日不行，从缓治。

生麻黄三钱　川桂枝三钱　光杏仁三钱　北细辛二钱　干姜三钱　五味子二钱　生甘草一钱　制半夏三钱　白前四钱

姜佐景按：本案病者王君平素有疾必就师诊，每诊一二次，疾必良已。者番又来，自谓病重甚，不知能如前速愈否？师笑谓无妨，汗出续诊一次可矣。君欣然告辞。

二诊：三月六日发汗已，而大便未行，食入口甜，咽肿脘胀，右脉滑大。

下之可愈。

生川军三钱　枳实四钱　厚朴一钱　芒硝三钱（冲）

姜佐景按：诊后病者问明日尚须复诊否，察其神情，盖已非昨日病象矣。师笑曰：无须再劳驾矣。后如师言。

学者当知疾病之传变，绝无一定之成规。若我前所谓桂枝汤证一变而为白虎汤证，麻黄汤证一变而为麻杏甘石汤证，葛根汤证一变而为葛根芩连汤证，此皆言其至常者也。若以上太阳转阳明诸案，或由桂枝证传为承气证或麻子仁丸证，或由麻黄汤证或由小青龙汤证传为承气证，又皆不失其常者也。若其他种种传变，或由葛根汤证传为承气证，或由大青龙汤证传为承气证，又悉在可能之中，何必一一赘列？是故医者但求能辨证用方，初不必虑其病变多端；但求能大胆细心，初不必泥于温热伤寒。下工之所得贡献于上宾者，若是而已。

“邪之着人，如饮酒然。凡人醉酒，脉必洪而数，气高身热，面目俱赤，乃其常也。及言其变，各有不同。有醉后妄言妄动，醒后全然不知者；有虽沉醉，而神思终不乱者；醉后应面赤而反刮白者；应委顿而反刚强者；应壮热而反恶寒战栗者；有易醉而易醒者；有难醉而难醒者；有发呼欠及喷嚏者；有头眩眼花及头痛者。因其气血虚实之不同，脏腑禀赋之各异，更兼过饮少饮之别。考其情状，各自不同。至论醉酒一也，及醒，一时诸态如失。”此吴氏又可借饮酒以喻邪之传变无定者也。因其言通俗易晓，故借录之。

第九四案　暑天阳明病　曹颖甫师亲撰

大承气汤

曹颖甫师曰：血热壮盛之人，遇天时酷蒸，往往以多汗而胃中化燥。始则大便不行，继则口燥饮冷。夏令伏阴之体，饮冷太暴，或且转为下利。究之利者自利，胃中燥实依然不去，故仍宜用大承气汤以下之。

予子湘人，辛未六月在红十字会治一山东人，亲见之。一剂后，不再来诊，盖已瘥矣。壬申六月，复见此人来诊。诊其脉，洪大而滑疾，已疏大承气汤方治矣。其人曰：去岁之病，承先生用大黄而愈，湘人告以亦用大黄，其人欣然持方去，不复来，盖又瘥矣。又江阴街烟纸店主严姓男子，每年七月上旬，大便闭而腹痛，予每用调胃承气汤，无不应手奏效。

姜佐景按：此又天时之关系于疾病者也。吾人但知其理足矣，至疏方用药，仍当一以脉证为依归。设在盛夏遇真寒之霍乱证，脉伏肢冷，吾知四逆又为必用之方矣。

曹颖甫曰：以上所列二证，不过欲证明至其年月日时复发之理由，而病之变化，要必视其人之本体为断。其人血热过重，则易于化燥；水分过多，则易于化湿。燥热当泻，寒湿当温，诚当如佐景所云矣。

第九五案　产后阳明病　曹颖甫师讲授
姜佐景笔记

桃核承气汤　大承气汤

曹颖甫师曰：同乡姻亲高长顺之女，嫁王鹿萍长子，住西门路，产后六七日，体健能食，无病，忽觉胃纳反佳，食肉甚多。数日后，日晡所，觉身热烦躁，中夜略瘥，次日又如是。延恽医诊，断为阴亏阳越，投药五六剂，不效。改请同乡朱医，谓此乃桂枝汤证，如何可用养阴药？即予轻剂桂枝汤，内有桂枝五分，白芍一钱。二十日许，病益剧。长顺之弟长利与余善，乃延余诊。知其产后恶露不多，腹胀。

予桃核承气汤，次日稍愈。但仍发热，脉大。

乃疑《金匮》有产后大承气汤条，得毋指此证乎？即予之，方用：

生大黄五钱　枳实三钱　芒硝三钱　厚朴二钱

方成，病家不敢服，请示于恽医。恽曰：不可服。病家迟疑，取决于长顺。长顺主与服，并愿负责。服后当夜不下，次早方下一次，干燥而黑。午时又来请诊，谓热已退，但觉腹中胀，脉仍洪大，嘱仍服原方。实则依余意，当加重大黄，以病家胆小，姑从轻。次日大下五六次，得溏薄之黑粪，粪后得水，能起坐，调理而愈。独怪近世医家遇虚羸之体，虽大实之证，不敢竟用攻剂。不知胃实不去，热势日增，及其危笃，而始议攻下，惜其见机不早耳！

姜佐景按：王季寅先生作《产后之宜承气汤者》篇曰："产后虚证固多，实证间亦有之，独怪世医动引丹溪之说，谓产后气血双虚，惟宜大补，虽有他证，均从末治，执此以诊，鲜不贻误。余友王百安君于月前治一郭姓妇人。该妇于双产后，发狂见鬼，多言骂詈，不认亲疏。其嫂曾被其掐颈，几至惊毙。家人因使强有力者罗守之。遂延王君往诊，车至中途，病家喘急汗流奔告曰：病者角弓反张，口吐涎沫，现已垂危，后事均已备妥，特询还可医否？如不可医，毋徒劳先生往返也。王君答以果系实证，不妨背城借一，或可挽回，然未敢必也。及至病所，见病人反张抽搐，痰涎如涌，诊其脉数而疾，因病者躁动，未得细诊。询以恶露所见多寡，腹中曾否胀痛，二便若何？该家惊吓之余，视病者如虎狼，此等细事全无人知。王君以无确凿左证，力辞欲去。病家苦求立方，坚不放行。王君默念重阳则狂，经有明文，加以脉象疾数无伦，遍体灼热，神昏流涎，在在均露热征。其角弓反张，当系热极成痉。综合以上各点，勉拟下方：生石膏四钱、知母三钱、寸冬三钱、川连三钱、条芩三钱、阿胶三钱、白薇三钱、生地三钱、半夏三钱、木通三钱、枳壳三钱、生军三钱、粉草一钱，竹叶三钱。一剂痉愈，躁动略安。复延往诊，病者固拒不令诊脉，询以大便情形，据云水泄挟有燥粪，遂为立大承气汤加桃仁丹皮，嘱其分三次灌之。如初次服后矢气，便为对证，可将余药服下。次日，病家来云：躁动若失，已能进食，惟仍狂言不寐。遂处下方：川连、炒栀子、条芩、杭芍、阿胶、云苓、茯神、远志、柏子仁、琥珀、丹皮、当归、生地、鸡子黄。据称服后熟睡竟夜，此后可以无虑。其母因其灌药艰难，拟令静养，不复服药矣。似此病症，若仍以产后多虚，妄用十全、八珍或生化汤加减，岂不促其命期邪?”（录《医界春秋》）

按：本证初起，似属桃核承气汤证，或竟抵当汤证。仲圣曰：“其人如狂，但少腹急结者，乃可攻之。”又曰：“其人发狂者，以热在下焦，少腹当鞕满”是也。此二条，如狂与发狂异，急结与鞕满异，是其辨也。迨后角弓反张，当为大承气汤证。仲圣曰：“卧不着席，脚挛急，必齿，可与大承气汤”是也。最后，狂言不寐，亦如仲圣所谓“心中烦，不得卧，黄连阿胶汤主之”之证。故用药近似，即可以起死回生。呜呼，此仲圣之所以为万世法也！此证甚剧，亦属产后，引之可知吾师原案云云尚属平淡。免世人见之，而惊骇也。

曹颖甫曰：产后宜温之说，举世相传，牢不可破。而生化汤一方，几视为金科玉律，何怪遇大实大热之证而束手无策也。大凡治一病，必有一病之主药，要当随时酌定，不可有先入之见。甚有同一病证，而壮实虚羸之体不当同治者，此尤不可不慎也。

第九六案　阳明大实　曹颖甫师医案

大承气汤加黄连　小半夏加硝黄　酸枣仁汤　白虎汤

人参白虎汤

陈左，住马浪路，十四岁。

初诊：八月十七日。发热有汗，阙上痛，右髀牵制，膝外廉痛，时欲呕，大便不行，渴饮，舌苔黄燥，腹满，脉滑。

阳明证备，于法当下，宜大承气汤加黄连。

生绵纹军四钱（后入）　枳实四钱　中朴钱半　芒硝三钱（冲服）　淡吴萸五分　细川连二分

二诊：八月二十日。拟方下后，但见燥矢，阙上仍痛，时欲吐，痰多。

是阳明燥气未尽，上膈津液化为痰涎也，宜小半夏加硝黄。

制半夏四钱　生川军三钱（后入）　芒硝钱半（冲）　生姜五片

姜佐景按：若仍用大承气汤加重厚朴，似亦甚佳，因厚朴并能去上湿也。

三诊：八月二十二日。进小半夏合承气，下后热除、痛止、知饥。经食煮红枣六枚，顿觉烦闷，夜中谵语不休，甚至昏晕。

此特下后肠中燥热上熏脑部，而又发于下后，要为无根毒热，不足为患。夜不能寐，当用酸枣仁汤加减。

酸枣仁五钱　辰砂五分　潞党参三钱　知母三钱　天花粉一两　生姜三片　红枣三枚

姜佐景按：本汤之用，似不得当。盖此时热势方稍稍受折，转瞬当复炽。观其仅服红枣六枚，即转为谵语昏晕，不可终日，可以知矣。酸枣仁汤功能安和神经，使人入睡，为病后调理之良方，而不宜于此热势嚣张之时，故服后少效，宜其然也。或者当时病家见两服硝黄，遂惧病者虚脱，故乃恳师用此似较平稳之方欤？

四诊：八月二十三日。拟方阳明之热未清，故尚多谵语，阙上痛，渴饮。

宜白虎汤加味。

生石膏八钱　知母四钱　生甘草二钱　天花粉一两　洋参片五钱　滑石六钱　粳米一撮　牡蛎二两（生打先煎）

五诊：八月二十四日。服人参白虎汤加味，渴饮，阙上痛定，夜无谵语，今尚微渴，饮粥汤便止。

仍宜前法。

生石膏一两　知母三钱　生草三钱　天花粉一两　北沙参八钱　潞党参五钱　块滑石一两　左牡蛎二两（先煎）

曹颖甫/拙巢注：此证不大便二十余日，始来就诊，两次攻下，燥热依然未尽。予所治阳明证未有若此之重者，自十七日至今，前后凡八日，方凡五易，始得出险。此与三角街吴姓妇相似，盖郁热多日，胃中津液久已告竭也。

曹颖甫曰：此证下后，湿痰未去。二诊悬拟方，因病家来告贫苦，减去厚朴，以致湿热留于上膈。三诊，但治不寐，未尝顾及阳明实证。下后胃热未除，以致病根不拔，诚如佐景所言。盖胃不和，固寐不安也。附志于后，以志吾过，而警将来。

曾记八年以前，同乡周钜臣介绍一汪姓病人，初诊用生大黄四钱，厚朴二钱，枳实四钱，芒硝三钱，其人病喘不得眠，壮热多汗，脉大而滑，下后稍稍安眠，而时吐黄浊之痰，予用承气汤去大黄加皂荚末一钱，二剂而愈，与此证相似，并附存之。

第九七案　阳明战汗　曹颖甫师医案

大承气汤 白虎加人参汤 芍药甘草汤

曹颖甫师医案：初诊，三月二十二日。陆左，十日不大便，阙上痛，夜中谵语，右髀牵制、膝屈而不伸、右手亦拘挛、夜不安寐。

十日不大便，恶气冲脑则阙上痛；脑气昏则夜中谵语；阳明燥气熏灼，则右髀牵制、膝屈而不伸、右手亦拘挛、夜不安寐。阳明病，当急下之，宜大承气汤。

生川军四钱（后入）　枳实三钱　中朴一钱　芒硝三钱（冲服）

曹颖甫/拙巢注：此证服药后，夜中大下二次，稍稍安睡。

二诊三诊：右手足不伸，渴饮。

用白虎汤为主，以其右手足不伸而加芍药，以其渴饮而加天花粉。

此证自三月二十二日用大承气汤下后，两服凉营清胃之剂不效。其家即延张衡山二次，又以无效中止。

三十日后，闻其恶热渴饮甚，家人饮以雪水，颇安适。

此即"病人欲饮水者，少少与之即愈"之证也。予为之拟方用白虎加人参汤：

生石膏二两　知母五钱　生甘草三钱　西洋参一钱　粳米一撮

煎汤服后，病者甚觉清醒。四月一日服二煎，至午后，病者忽然寒战，闭目若死，既而壮热汗出。

此当在《伤寒论》战而汗出之例，非恶候也。意其愈矣。

四诊：四月四日，病家谓其右手足不伸而酸痛。

为之拟方用芍药甘草汤加味（赤白芍各一两，炙甘草五钱，炙乳没各三钱，丝瓜络三钱），手足乃伸。

续诊：四月六日。今日病家来云：能食，但欲大便不得，小便赤。

更为之拟方如下：

生川军一钱　五分芒硝一钱（冲）　生甘草二钱

曹颖甫/拙巢注：下后诸恙悉愈，胃纳大畅。

姜佐景按：战而汗出，是为战汗。若本案之战汗，是阳明之战汗也。大论曰："凡柴胡汤病证，而柴胡证不罢者，复与柴胡汤，必蒸蒸而振，却复发热汗出而解。"是少阳之战汗也。又曰："太阳病未解，脉阴阳俱停，必先振栗，汗出而解。"是太阳之战汗也。粗观之，似三阳皆有战汗。

试问病人何以欲汗？曰：假此以逐邪耳。设其人正气充实，受邪不重，又得药力以助之，则濈然汗出，了无烦苦。设不假药力之助，但凭正气与邪相搏，则其人略有烦苦矣。故大论曰："欲自解者，必当先烦，乃有汗而解。”设其人正气虚弱，邪气充实，即使得药力之助，亦必须战战兢兢，努力挣扎，方能得汗，而其外表不仅为烦，甚当为战矣。故大论又曰：“问曰，病有战而汗出，因得解者，何也？答曰：脉浮而紧，按之反芤，此为本虚，故当战而汗出也。其人本虚，是以发战，以脉浮，故当汗出而解；若脉浮而数，按之不芤，此人本不虚，若欲自解，但汗出耳，不发战也。”本条词句重叠，不类仲圣口吻，然而说理至精，可以奉信。

抑余尤有说焉，伸之如下：凡汗出而愈，属于太阳病居多，属于少阳病次之，属于阳明病者鲜。夫太阳之战汗，原不足以为异。少阳病服柴胡汤已，其濈然或战而汗出解者，或亦有太阳之邪错杂于其间也。至本案阳明病之战汗，亦无非旧日太阳或少阳之宿邪寄于肌表三焦，医者不能善为汗解，及其病已转为阳明，则液灼不能化汗，医更无暇及之。及其后，阳明病愈，阴液少复，病者自己之正气欲除久伏之宿邪，故不得已出于一战耳。由是观之，谓本案曰阳明之战汗者，特就其近病而言之耳，犹非至通之论也。

战汗者，破釜沉舟、背城借一之谓也。战而胜则生，不胜则死。一战不决，则再三战，以求其果。盖久病之后，正气不堪病魔之缠扰，故宁与一决雌雄，以判胜负。是故战汗乃生死之枢机，阴阳所从分，医者病家，当共深晓。爰录三则，以为参考。

《伤寒证治明条》云：“凡伤寒疫病战汗者，病人忽身寒鼓颔战栗，急与姜米汤热饮，以助其阳。须臾战定，当发热汗出而解。或有病人恶热，尽去衣被，逆闭其汗，不得出者，当以生姜、豆豉、紫苏等发之。有正气虚不能胜邪，作战而无汗者，此为艰治。若过半日或至夜而有汗，又为愈也。如仍无汗，而神昏脉渐脱者，急以人参、姜、枣煎汤以救之。又有老人虚人，发战而汗不行，随即昏闷，不知人事，此正气脱而不复苏矣。”又云：“余见疫病有五六次战汗者，不为害也。盖为邪气深，不得发透故耳。又有二三次复举者，亦当二三次作战，汗出而愈。”

《医林绳墨》云：“应汗而脉虚弱者，汗出必难。战不得汗，不可强助，无汗即死。当战不得用药，用药有祸无功，要助其汗，多用姜汤。”

《温疫论》云：“应下失下，气消血耗，即下亦作战汗。但战而不汗者危，以中气亏微，但能降陷，不能升发也。次日，当期复战，厥回汗出者生，厥不回汗不出者死，以正气脱不胜其邪也。战而厥回无汗者，真阳尚在，表气枯涸也，可使渐愈。凡战而不复，忽痉者必死。痉者身如尸，牙关紧，目上视。凡战不可扰动，但可温覆，扰动则战而中止，次日当期复战。”又云：“狂汗者伏邪中溃，欲作汗解，因其人禀赋充盛，阳气冲击，不能顿开，故忽然坐卧不安，且狂且躁，少顷大汗淋漓，狂躁顿止，脉静身凉，霍然而愈。”

《温疫论》又云：“温疫得下证，日久失下，日逐下利纯臭水，昼夜十数行，乃致口燥唇干，舌裂如断。医者按仲景协热下利治法，与葛根黄连黄芩汤，服之转剧。余诊视，乃热结旁流，急与大承气汤一服，去宿粪甚多，色如败酱，状如黏胶，臭恶异常。是晚利止，次日服清燥汤一剂，脉尚沉，再下之，脉始浮。下证减去，肌表尚存微热。此应汗解，虽不得汗，然里邪先尽，中气和平，所以饮食渐进。半月后，忽作战汗，表邪方解。盖缘下利日久，表里枯燥之极，饮食半月，津液渐回，方能得汗，所谓积流而渠自通也。可见脉浮身热，非汗不解，血燥津枯，非液不汗。昔人以夺血无汗，今以夺液亦无汗，血液虽殊，枯燥则一，则知温疫非药可得汗者矣。”

本节上半可作自利清水、大承气证之补注，下半可作余说战汗多属太阳病之别解。

曹颖甫曰：战汗多属太阳，为前人所未发。盖太阳有寒水，他经不当有寒水也。凡战汗而愈之病，皆由太阳失表所致。在少阳一经，犹曰手少阳三焦为寒水下行之经隧。而阳明已经化燥，则断断不应有此。而卒见此证者，或由其人水分太多，上膈水气犹在，肠胃已经化燥，水气被蒸，化为湿热，与燥矢相持而不动，燥矢一去，湿热不能独留，乃战汗而外出，数十年来偶然一见，要未可据为成例也。

姜佐景又按：以上吾师各案，皆为依法治之而得生者，所谓验案是也。然而验案之书多矣，掩不善而著善，何足贵者？吾今特选吾师治而不验之案，详尽述之，以存真迹，而昭大信。考其不治之由，或因病情之过重，或因证方之未合，或因药量之嫌轻，或因人事之未尽。拙按内悉旁征博引，细为推求，间有越仲圣之大范者，不计也。总冀阅者获此，庶了若观火，洞垣一方，以后即遇此种疑难险证，亦能治之而验。夫如是，则今兹不验之案，尤远胜于吾前此之验案也欤！

第九八案　阳明呕多　曹颖甫师医案

大承气汤

曹颖甫师医案：陆左，八月二十九日，住大兴街。病八九日，哕而腹满，渴饮，小便多，不恶寒，脉急数。

此即仲师所谓“知其何部不利，利之而愈”之证也。

生锦纹军三钱（后入）　生甘草二钱　枳实二钱　芒硝二钱（冲服）

曹颖甫/拙巢注：此证下后，呃不止，二日死。

姜佐景按：大论曰：“伤寒呕多，虽有阳明证，不可攻之。”按：呕多与呕异，凡呕多不止者，其胃机能必衰逆，更加硝、黄甘寒以伤其气，是为误治。法当先治其呕为是。

吾师《伤寒发微》注本条云：“盖即《金匮》‘病人欲吐者，不可下之’之说也。胃中郁热上泛，湿痰壅于上膈，便当用瓜蒂散以吐之；胃中虚气上逆，而胸满者，则吴茱萸汤以降之。否则，无论何药入咽即吐，虽欲攻之，乌得而攻之。故必先杀其上逆之势，然后可行攻下。予每遇此证，或先用一味吴萸汤。间亦有肝胆郁热，而用萸连汤者，呕吐即止，然后以大承气汤继之，阳明实热乃得一下而尽。须知‘有阳明证’四字，即隐示人以可攻。若不于无字处求之，但狃于胃气之虚，视芒硝、大黄如蛇蝎，真瞌睡汉耳。”薛生白先贤曰：“湿热证，呕恶不止，昼夜不差欲死者，宜用川连三四分、苏叶二三分，两味煎汤呷下，即止。”可以互参。

曹颖甫曰：予昔治肉庄范阿良妇，十五日不大便，终日呕吐，渴而饮水，吐尤甚。予诊其脉洪大而实。

用大承气汤：生军三钱、枳实三钱、川朴二钱，芒硝三钱。以其不能进药也，先用吴萸三钱，令其煎好先服，一剂愈。

后治菜市街福兴祥衣庄男子，茶水入口即吐，大热，脉实，大便七日不行。

亦以其茶水入口即吐也，先用姜汁半夏三钱、吴萸一钱、川连三分，令其先行煎服，然后用大黄三钱、枳实四钱、厚朴一钱、芒硝三钱，亦以一剂愈。

盖见呕吐者易治，见哕逆者艰治，世有能治此者，吾当北面事之。

第九九案　阳明津竭曹颖甫师医案

大承气汤　白虎加人参汤

曹颖甫师医案　初诊：四月八日，甘右，十四日不大便，阙上痛，谵语，手足濈然汗出，脉滑大。

阳明病，宜大承气汤。

生川军五钱（后入）　枳实四钱　川朴钱半　芒硝三钱（冲服）

二诊：四月九日下经三次，黑而燥，谵语如故，脉大汗出。

前方加石膏、知母。石膏一两知母五钱加入前方中

姜佐景按：张氏锡纯曰：“愚临证实验以来，知阳明病既当下，其脉迟者固可下，即其脉不迟而又不数者，亦可下。惟脉数及六至，则不可下，即强下之，病必不解，或病更加剧。

而愚对于此等病，则有变通之下法，即用白虎加人参汤，将石膏不煎

入汤中，而以所煎之汤将石膏送服者是也。愚因屡次用此方奏效，遂名之为白虎承气汤。方为生石膏八钱捣细，大潞党参三钱，知母八钱，甘草二钱，粳米二钱。药共五味，将后四味煎汤一盅半，分二次将生石膏细末用温药汤送下。服初次药后，迟两点钟，若腹中不见行动，再服第二次，若腹中已见行动，再迟点半钟，大便已下者，停服。若仍未下者，再将第二次药服下。至若其脉虽数而洪滑有力者，用此方时，亦可不加党参。

愚从来遇寒温证之当下，而脉象数者，恒投以大剂白虎汤，或白虎加人参汤，其大便亦可通下。然生石膏必须用至四五两，煎一大碗，分数次温服，大便始可通下。间有服数剂后，大便仍不通下者，其人亦恒脉静身凉，少用玄明粉二三钱，和蜜冲服，大便即可通下。然终不若白虎承气用之较便也。

按：生石膏若服其研细之末，其退热之力一钱抵煎汤者半两。若以之通大便，一钱可抵煎汤者一两。是以方中止用生石膏八钱，而又慎重用之，必分二次服下也。

寒温阳明病，其热甚盛者，投以大剂白虎汤，其热稍退。翌日，恒病仍如故。如此反复数次，病家终疑药不对证，而转延他医，因致病不起者多矣。愚复拟得此方，初次用大剂白虎汤不效，二次即将生石膏细末送服。其汤中用五六两者，送服其末不过两余，或至二两，其热即可全消矣。”

张氏谓脉迟可下、脉数难下，吾师则谓下后脉和者安、脉转洪数者危，其理正有可通之处。要皆经验之谈，不可忽视者也。张氏谓生石膏研细末送服，一钱可抵煎汤者一两，信然。余则谓生石膏研细煎服，一钱亦可抵成块煎服者三钱。大论原文本谓打碎棉裹，可以知之。若夫熟石膏有凝固痰湿之弊，切不可用。张氏为此曾大声疾呼以告国人，诚仁者之言也。

三诊：四月十日，两次大下，热势渐平。

惟下后津液大伤，应用白虎加人参汤，无如病家贫苦，姑从生津著意。

生石膏五钱　知母三钱　生草二钱　天花粉一两　北沙参一两　元参三钱　粳米一撮（先煎）

曹颖甫/拙巢注：病家贫苦，无力用人参。此证当两次下后，脉仍洪大，舌干不润，竟以津液枯竭而死，可悲也。

姜佐景按：张氏又曰："愚用白虎加人参汤，或以玄参代知母（产后寒温证用之），或以芍药代知母（寒温兼下利者用之），或以生地黄代知母（寒温兼阴虚者用之），或以生山药代粳米（产后寒温证用之，寒温热实下焦气化不固者用之），或于原方中加生地黄、玄参、花粉诸药以滋阴生津，加鲜茅根、鲜芦根、生麦芽诸药以宣通气化。凡人外感之热炽盛，真阴又复亏损，此乃极危险之症。此时若但用生地、玄参、沙参诸药以滋阴，不能奏效，即将此等药加于白虎汤中，亦不能奏效。惟石膏与人参并用，独能于邪热炽盛之时立复真阴，此仲师制方之妙，实有挽回造化之权也。"

观本案以病家贫苦，无力用人参，卒致不起，可证张氏之言为不虚。

津竭而又当下之证，固不可贸然用大承气，除张氏之白虎承气汤法外，尚有麻子仁丸法，惟麻仁如不重用，依然无效。又有猪胆汁导法，取其苦寒软坚，自下及上，亦每有效。若节庵陶氏黄龙汤法，即大承气汤加人参、地黄、当归，正邪兼顾，屡建奇功。降至承气养营汤，即小承气汤加知母、当归、芍药、地黄，效相仿佛。又闻有名医仿白虎加人参之例，独加人参一味于大承气汤中，预防其下后之脱，亦是妙策。至吴鞠通之增液承气汤，其功原在承气，而不在增液。若其单独增液汤仅可作病后调理之方，决不可倚为病时主要之剂。故《温病条辨·中焦篇》十一条增液汤主之句下复曰："服增液汤已，周十二时观之，若大便不下者，合调胃承气汤微和之。盖彼亦知通幽荡积，非增液汤所能也。"沈仲圭先生论此甚详，非虚语也。倘有人尚执迷增液汤之足恃，请再检阅下引之一则：

李健颐先生作《增液汤杀人篇》曰："俞某与余素善，在船上为舵工，因洋中感冒温邪甚笃，适为狂风所阻，迨两星期，始抵潭港。邀余诊视，六脉沉实，口渴引饮，舌绛焦黑，肌肤大热，多汗，便秘。

按照《温病条辨》中焦所列暑温蔓延三焦，与三石汤合增液汤，以救液清液之法治之。连服二剂，热退身凉，惟舌苔不退，大便未通。

意欲用承气下之，缘以初权医职，一则心胆细小，再则太顾清议，况过信吴鞠通所云温病禁用汗下，所以未敢剧下。至午后，大热复作。

再与前方。次日稍愈，愈而复作，绵延十余日，不惟大热不减，更加语乱神倦。

乃改与调胃承气。迨夜半，连下二次，其病若失，知饥欲食，连食稀粥两碗。

遂止后服。于此时也，仍不忘鞠通之言，大便既下，须止后服等语，改用增液白虎。隔二日，热势复发。

再延某医，亦止用增液汤加犀角芩连而已，竟至不治。呜呼伤哉！时余以俞某之不起，亦命矣夫。不意续读《世补斋·伤寒阳明病释》，谓伤寒有五，传入阳明，遂成温病。斥鞠通用增液之误，凡温病皆宜以阳明治之。余方悟是病乃因于不敢用承气，而特增液误之之过也。

盖阳明实病，里热已盛，肠胃燥结，燥气上熏，燥灼津液，正当用承气、白虎下其大便，则燥热可解，津液挽复，诸病可愈。然余只以《条辨》一书，奉之如圭臬，何敢稍越其用药之意，遂致临诊不决，便成误治，余过大矣。遂遇有是症，辄投承气、白虎，而治愈者不少。可知医者当博览群书，切勿墨守一家言，以贻世害。余自此抚躬自警，益加虚心，精心研究，战战兢兢，惟恐再蹈覆辙矣！”（录《医界春秋》）

由是观之，孰为温病，孰为阳明，直是不可分辨。若必欲一一凿分，即是自欺欺人！陆公谓伤寒传入阳明，遂成温病，我犹嫌其言之不彻底。何者？设使吾心目中依然有温病（广义的）二字之存在，即是我于伤寒大论未尽了解故也。或者陆公但求与人共喻，故亦不惜作此类通俗说法乎？呜呼！“肺腑而能语，医师面如土”，能毋慨然！

曹颖甫曰：医至今日难言矣！医者身负盛名，往往不敢用药，迁延日久，精气日败，然后嘱病家另请高明。后医见证之可下也，不暇考其精气存亡而下之，而死之罪乃归于后医矣。前医又稍稍语人曰：某家病，某医之所杀也。其术乃终身不破。

昔有某富翁患温热病，累日不大便，延某名医诊治，日易一方，大要不外增液汤加减。积至三十余日，夜不成寐，昼尤烦躁。病者求死不得。名医乃用挖粪下策，稍稍挖出黑粪，而大便终不得行。延至四十日，以至于死。闻将死之前，某名医谓病家曰：此病若请曹颖甫医治，尚有一二分希望。友人裴君来告，津液已枯，不可往诊。乃止。后二日，病者果死。予心常耿耿焉！窃意用猪胆汁灌肠，或能侥幸于万一。死者不可复生，徒呼负负而已！

第一〇〇案　阳明鼻衄　曹颖甫师医案

调胃承气汤　犀角地黄汤

曹颖甫师医案　初诊：四月十七日十八日，陈右，住九亩地，年二十九岁。不大便，腹胀痛，脉洪大，右足屈而不伸，壮热。

证属阳明，予调胃承气汤。

生川军三钱　生甘草钱半　芒硝二钱

二诊：四月十八日，昨进调胃承气汤，下经四次，鼻衄，渴饮，脉仍洪数。

阳明之热上冲脑部，遂出鼻衄，渴饮，脉仍洪数，法当清热。

鲜芦根一两　天花粉一两　地骨皮三钱　鲜生地六钱　生石膏五钱
肥知母三钱　玉竹三钱　生草二钱　元参三钱

曹颖甫/拙巢注：此证卒以不起。大约以下后脉大，阳气外张，与前所治之甘姓相似。盖阴从下竭，阳从上脱，未有不死者也。

姜佐景按：本证至于鼻衄，似宜犀角地黄汤，即小品芍药地黄汤。汤中犀角能降低血压，除血中之热；丹皮能调剂血运，去血中之瘀；生地内有铁质，足资生血之源；芍药中含酸素，善令静脉回流。四物皆为血药，诚治血热之良方也。

本证未下之先，热结肠中一处。既下之后，热散周身血脉，亦有不经攻下而然者。血热既臻极点，乃从脆弱之处溢射，或从鼻出，或从口出，或从溺出，或从便出，其形虽异，其治则一。《千金》曰："犀角地黄汤治伤寒及温病，应发汗而不汗之，内蓄血者，及鼻衄吐血不尽，内余瘀血，面黄，大便黑，消瘀血。"可以证之。《温病条辨》曰："太阴温病，血从上溢者，犀角地黄汤合银翘散治之。"又曰："时欲漱口，不欲咽，大便黑而易者，有瘀血也，犀角地黄汤主之。"悉不出《千金》范围。

细审本汤，或系仲圣之方，而《伤寒》、《金匮》所遗落者。不然，则本方殊足以补二书之未备，弥足珍也！《千金》《外台》诸方以犀角为主药者甚多，悉可复按。后人以此加神灵之品，如羚羊、牛黄；增香窜之物，如安息、麝香；添重镇之药，如金银、朱砂。扩而充之，乃成紫雪、至宝之属。善自施用，原不失为良方。惜乎俗医信之过专，用之过滥，一遇神昏谵语，动谓邪迷心包，不问其是否承气之证，悉假之作孤注一掷。及其不效，则病家无怨词，以为劫数难挽；医家无悔意，以为吾心无愧。茫茫浩劫，方今未已，至足悯也！

至犀角早用，亦多弊端，故太炎章氏有言曰："有以为温病药总宜凉，每令早服犀角，而反致神昏谵语者比比。观仲景方未有用犀角者，《本草》谓犀角解毒，《千金》、《外台》方中多以犀角止血，故凡大吐衄、大崩下或便血等，多以犀角治之，盖犀角有收缩血管之功用也。阳明病原自有汗，今反以犀角收之，于是将邪逼入肠胃，神昏谵语，自然起矣。人每不明此理，以为神昏谵语，终是邪入包络，因此犀角之误治，终不了然。惟陆九芝为能知之耳。由是以观，河间已逊仲景，叶吴辈更不如河间远矣。"盖亦有感而发。然而陆氏犀角膏黄辨最后之结论曰："病岂必无膏、黄之不能愈，而待愈于犀角者哉？然必在用过膏、黄之后，必不在未用膏、黄之前，盖亦有可决者。”方是持平之论也。

至犀角与羚羊角之功用，大同小异之处，亦当求其几微之辨。吴兄凝轩与余共研此事，得结论曰：“犀角能降低血压，其主在血液；羚羊角能凉和神经，其主在神经。依旧说，血液为心所主，故曰犀角为心经药；神经为肝所属，故曰羚羊角为肝经药。然而血热者神经每受灼，神经受灼者其血必更热，二者常互为因果，故二药常相须而用。同中之异，如此而已。”

曹颖甫曰：近世犀角、羚羊角二味，其价翔贵，非大贵巨富之家，罕有用入煎剂者，若遇贫寒之人，则有方与无方同，直坐待其死耳。吾愿同道诸君子分其诊金之余，俾贫病同胞于万死中求得一生路，吾中医前途庶有济乎。

姜佐景又按：以上各节，皆为医理之探讨。夫阳明无死证，在理论固是，然而阳明病之不起，又有属于人事之未尽者。试言一点，以为证明。余谓凡属险证，类皆变化多端，忽而神昏谵语，忽而撮空摸床，忽而寒战若死，忽而汗出几脱，忽而热化，忽而寒化，犹如夏令酷蒸，仰观则万里无云，俯视则流金烁石，忽而油云密布，沛然下雨，其变之倏也，乃间不容发。故治若此之病，理当医者不离病人，一医之不足恃，会数医而共图之，随脉证之传变，作迅捷之处置，以是赴之，庶或有济。

然而通常病家力不能办此，一诊之后，须待来日，不知其间变化已多，即其获救之机会失去者亦多。举例以明之，有用大承气下后，即当用参、芪、归、芍以救其虚者。然而病家不知，徒事惊惶，乱其所措，而病者撒手矣。呜呼！安得广厦千间，良医百人，集世之绝险大证，起其死而还之生，功德无量，当胜造浮屠万座。今闻吾国医馆长焦公易堂有鉴及此，方努力筹建首都国医院，以为全国倡。而上海国医分馆馆长沈公仲芳更节其花甲令诞之贺仪筵资，以助该院建筑经费。行见登高一呼，万方响应。众擎易举，集腋成裘。拯同胞之疾苦，扬中医之权威，阐学术于神明之境，臻世界于大同之域。馨香祈祝，企予望之！

跋

我国古代医术，至后汉长沙而极，非以其理论之能动视听，盖由其用方之有实效也。奈自金元以来，诸家别树异帜，沽名钓誉，舍治绩而重玄说，引五运而申六气，时人不察其非，竟群起而附会之。近年科学之说自西欧来，学者又以国医不合科学，欲以毁运气者并古圣实学而弃之，宁非过乎?

拙巢大师宗法南阳，诚当代医界之泰斗。而及门之士，大抵慕其文章诗句、书法丹青，反鲜注意于医，此何故欤?盖时俗用药，每喜轻淡，而师则不欲随俗同流，独标其学曰南阳学派焉。

姜先生佐景，于医学先有深造，求益于拙师之门，窥其论治，与师若合符节。先生常心伤中医学之衰微，急欲奋起挽救，乃集师历验之医案，整理而编辑之，附以心得，发为按语，沥心血，绞脑汁，数易寒暑，方告厥成，不以培生为浅陋，嘱肩缮抄之任，故培生先得而捧读焉。

书中经纬花纹，条举不紊，叙述有抑扬之妙，释理无矛盾之弊。其倡言葛根汤为太阳温病主方，罗列三化热方于三太阳方之后，足使气化医夺魄；其指举盲肠炎、肋膜炎、肺炎、心脏病之主方，足使科学医震撼。更揭示脉证治法应用之广泛，外感疾病传变之原则，太阳阳明两经之骨干，伤寒温病二说之归纳。又出之以沉著之笔，伸之以透快之辞，无一非吾医界之创举，洵可称破天荒之盛业。

逆知读者快诵之际，恍似置身云梦之中，秉烛以游，骤见山高水长、月皎风清，又喜峰回路转、柳暗花明，其间宇宙之大，品类之盛，有难以形容者在焉。

然则斯书也，表彰师道，发扬圣学，导学者于康庄之路，脱斯民于疾苦之乡，厥功伟矣。用涂数语于简末，以志钦佩云。

丁丑元宵节

拙师门下晚学生唐培生谨跋